Beyersdorff

Der große TRIAS-Ratgeber Ganzheitliche Krebs-Behandlung

Der Autor:

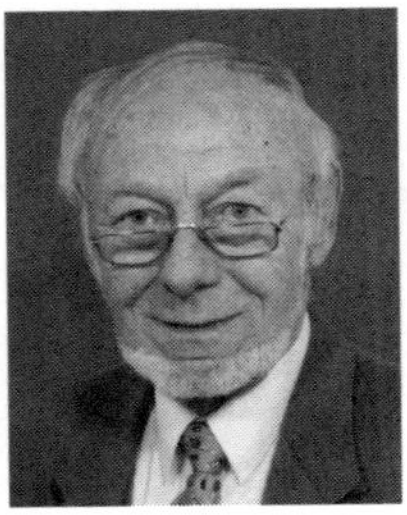

Dietrich Beyersdorff arbeitete viele Jahre als Medizinjournalist. Er ist Mitbegründer der Gesellschaft für Biologische Krebsabwehr e.V. und für sie tätig. Er hat die Entwicklung der Krebsmedizin verfolgt und die Probleme vieler Patienten in persönlichen Beratungsgesprächen kennen gelernt.

Dietrich Beyersdorff

Der große TRIAS-Ratgeber Ganzheitliche Krebs-Behandlung

- Im Überblick: konventionelle, biologische und ergänzende Verfahren
- So werden die verschiedenen Krebs-Erkrankungen behandelt
- Unterstützen Sie aktiv Ihre Therapie

TRIAS

Die Deutsche Bibliothek –
CIP-Einheitsaufnahme

Ein Titeldatensatz für diese Publikation ist bei Der Deutschen Bibliothek erhältlich.

Leserservice:

Wenn Sie Fragen oder Anregungen zu diesem Buch haben, schreiben Sie an uns:
TRIAS Verlag
Postfach 30 05 07
D-70445 Stuttgart
oder besuchen Sie uns im Internet unter:
www.trias-gesundheit.de

Umschlaggestaltung und -zeichnung:
Cyclus · D+P Loenicker, Stuttgart

Textzeichnungen:
Friedrich Hartmann, Nagold

Lektorat:
Sibylle Duelli

Redaktion:
Karl Quadt

Wichtiger Hinweis:
Wie jede Wissenschaft ist die Medizin ständigen Entwicklungen unterworfen. Forschung und klinische Erfahrung erweitern unsere Erkenntnisse, insbesondere was Behandlung und medikamentöse Therapie anbelangt. Soweit in diesem Werk eine Dosierung oder eine Applikation erwähnt wird, darf der Leser zwar darauf vertrauen, dass Autoren, Herausgeber und Verlag große Sorgfalt darauf verwandt haben, dass diese Angabe **dem Wissensstand bei Fertigstellung des Werkes** entspricht.
Für Angaben über Dosierungsanweisungen und Applikationsformen kann vom Autor und Verlag jedoch keine Gewähr übernommen werden. **Jeder Benutzer ist angehalten,** durch sorgfältige Prüfung der Beipackzettel der verwendeten Präparate und gegebenenfalls nach Konsultation eines Spezialisten festzustellen, ob die dort gegebene Empfehlung für Dosierungen oder die Beachtung von Kontraindikationen gegenüber der Angabe in diesem Buch abweicht. Eine solche Prüfung ist besonders wichtig bei selten verwendeten Präparaten oder solchen, die neu auf den Markt gebracht worden sind. **Jede Dosierung oder Applikation erfolgt auf eigene Gefahr des Benutzers.** Autoren und Verlag appellieren an jeden Benutzer, ihm etwa auffallende Ungenauigkeiten dem Verlag mitzuteilen.

Dieses Buch wurde in der neuen deutschen Rechtschreibung verfasst.

Gedruckt auf chlorfrei gebleichtem Papier

Printed in Germany
Satz: Fotosatz H. Buck, Kumhausen
System: Appel Macintosh, QuarkXPress
Druck: Gutmann, Talheim

ISBN 3-8304-3003-5 1 2 3 4 5 6

Geleitwort

»Die Onkologie bedarf neuer Impulse hinsichtlich einer therapeutischen Erweiterung und eines am Patienten orientierten Handelns.« Diese Prämisse eines Positionspapiers der Deutschen Gesellschaft für Onkologie e.V. beruht auf der Erkenntnis, dass die Erfolge der klassischen Tumor zerstörenden Therapien bei der Behandlung von Karzinomen weitgehend stagnieren, insbesondere bei fortgeschrittenen Krebserkrankungen. Auch wenn bei einigen definierten Tumorarten (u. a. Leukämien, Lymphome, Hodentumoren) durch eine Chemo- oder Strahlentherapie beachtliche kurative Erfolge erzielt werden können und bei anderen Tumorerkrankungen (u. a. bei Karzinomen des Darms, der Eierstöcke und der Brust) bei frühzeitiger, adjuvanter Anwendung die Rate von Rezidiven oder Metastasen vermindert werden kann, so sind für einen großen Teil der Erkrankungen neue Therapiekonzepte unabdingbar.

Naturwissenschaftlich begründbare komplementäre Immuntherapien scheinen die Tumor zerstörenden Maßnahmen der klassischen Onkologie weiter verbessern zu können. Insbesondere gilt es, eine durch diese Therapien hervorgerufene Schwächung der Abwehrkräfte zu kompensieren, einer Metastasierung vorzubeugen und eine angemessene Lebensqualität aufrechtzuerhalten.

Komplementäre (»biologische«) Therapien sollten keinesfalls als »alternative Therapieverfahren« betrachtet werden, die Tumor zerstörende Behandlungen ersetzen könnten. Sie sind nicht als Alternativen, sondern als Ergänzungen der klassischen onkologischen Therapien zu betrachten. Die komplementären Therapiekonzepte haben als Ziel die Verlängerung der tumorfreien Zeiten, also die Verzögerung oder Verhinderung von Rückfällen bzw. Metastasen, die Verlängerung der Überlebenszeiten und die Verbesserung der Lebensqualität.

Das vorliegende Buch von Dietrich Beyersdorff beschreibt klassische und komplementäre Therapiekonzepte mit allgemein verständlichen Worten, richtet sich also vor allem an medizinische Laien. Hervorzuheben ist das Bemühen des Autors, die unterschiedlichen Verfahren sachlich und auch kritisch darzustellen. Es sollte auch dem medizinischen Laien immer bewusst sein, dass sich in der Krebsmedizin noch viele Therapien in der wissenschaftlichen Überprüfung befinden. Das trifft nicht nur für die

Mehrzahl der komplementären Therapieverfahren zu, sondern auch für eine Reihe von Therapieverfahren, die, meist im Rahmen von Studien, in der konventionellen Onkologie angewandt werden. Ausdrücklich zu warnen ist (wie auch im Buch geschehen) vor Außenseitermethoden, die wissenschaftlich nicht zu begründen oder noch nicht zu beurteilen sind. Häufig werden solche Methoden noch mit Verfahren der naturwissenschaftlichen Komplementärmedizin assoziiert, für deren Wirksamkeit in bestimmten Anwendungsbereichen bereits zahlreiche Befunde aus klinischen Studien und Erfahrungen aus der Anwendungspraxis vorliegen. Diese Gleichstellung ist oft verbunden mit einer undifferenzierten und pauschalen Ablehnung aller komplementären Behandlungsmethoden, die nicht gerechtfertigt ist.

Definierte, also wissenschaftlich begründbare und ausgetestete komplementäre Maßnahmen können offenbar bei bestimmten Indikationen das therapeutische Spektrum der Onkologie komplettieren. Ihre Anwendung sollte medizinisch und zeitlich mit den klassischen Tumor zerstörenden Maßnahmen abgestimmt und kombiniert werden, damit aus der bisher passiv betriebenen Nachsorge eine aktive Nachbehandlung werden kann. Viele Patienten könnten von einer komplementär erweiterten Krebstherapie profitieren.

Professor Dr. Josef Beuth
Institut zur wissenschaftlichen Evaluation naturheilkundlicher Verfahren
Universität zu Köln
Präsident der Deutschen Gesellschaft für Onkologie e.V.

Vorwort zur 1. Auflage

Der Anlass, dieses Buch zu schreiben, sind Erfahrungen, die meine Frau und ich bei der Beratung von Tumorpatienten und deren Angehörigen machten. »Warum hat uns das denn keiner gesagt?« bekommen wir oft zu hören, wenn wir auf eine zusätzliche oder ergänzende Möglichkeit der Behandlung hinweisen.

Damit sprechen die Betroffenen einen wunden Punkt in der Krebsmedizin an. Es mangelt an Kommunikation – unter den Ärzten und zwischen Ärzten und Patienten. Bestätigt werden diese eigenen Erfahrungen aus über zehnjähriger Beratungstätigkeit durch eine Umfrage des Emnid-Instituts bei Patienten. Weit mehr als die Hälfte von ihnen sind unzufrieden mit der Aufklärung und Information, die sie von Ärzten über Krankheit und Behandlungsmöglichkeiten bekommen. Vor allem wünschen sie sich mehr Hinweise auf biologische Zusatzbehandlungen und sie möchten wissen, was sie selbst tun können. Vier von fünf Befragten sind der Meinung, dass der Krankheitsverlauf durch gute und ausführliche Informationen günstig beeinflusst werden kann.

Auf Kongressen wird dieses Miteinander mit schönen Worten beschworen, in der Praxis aber läuft es oft nicht so reibungs- und so vorurteilslos, wie es sein sollte und möglich wäre. So zögern viele Schulmediziner noch, sich auf komplementäre Behandlungsmethoden einzulassen. Sie wissen oft selbst nur wenig darüber und bemängeln fehlende Studien. Positive Erfahrungen von Ärzten und Patienten zählen wenig.

Ich habe mich bemüht, das an Therapiemöglichkeiten und Ratschlägen zusammenzutragen, was dem Patienten nutzen und weiterhelfen könnte. Es ist sicher nicht vollständig, und auch nicht alles wird bei jedem Patienten anwendbar sein. Selbst bei scheinbar gleicher Erkrankung und gleichem Stadium können unterschiedliche Therapien nötig sein. Um aber alle Chancen nutzen zu können, sollte der Patient wissen, dass es das gibt. Ein Patient, der informiert ist, der mitreden und mitentscheiden kann, lässt sich motivieren und schafft damit für sich und seinen Arzt wichtige Voraussetzungen zur Krankheitsbewältigung.

Ich hoffe, dass dieses Buch vielen Patienten hilft, mit der Krankheit besser fertig zu werden – mit ihr zu leben und sie zu überwinden.

Dietrich Beyersdorff, Hamburg, im Januar 1997 (1. Auflage)

Vorwort zur 3. Auflage

Mit dieser 3. Auflage legen Ihnen Verlag und Autor eine überarbeitete und auf den neuesten Stand gebrachte Ausgabe dieses bewährten und beliebten Ratgeber-Buches vor.

Denn es tut sich einiges in der Krebsbehandlung. Die jahrelange Grundlagenforschung trägt erste Früchte. Die Aufklärung von biologischen Zusammenhängen bei der Krebsentwicklung macht zunehmend gezielte Therapien möglich – solche, die nicht nur symptomatisch den Tumor zerstören, sondern die dem Organismus helfen, den Krebs selbst zu besiegen. Stichworte für diese hoffnungsvollen Therapieansätze sind zum Beispiel Antikörper, Enzymblocker oder Angiogenesehemmer. Erstmals hört man Onkologen von »ursächlichen Therapien« sprechen.

Andere Therapien, lange umstritten, halten Einzug in die Kliniken und Tumorzentren. Mit Hyperthermie und Thermotherapie lassen sich die Behandlungsergebnisse klassischer Behandlungen teilweise enorm verbessern. Impfungen oder Stammzellen ermöglichen neue Wege der Behandlung.

Es sind noch nicht die großen Durchbrüche, aber doch messbare Fortschritte. Nach einer Auswertung des Berliner Robert-Koch-Instituts haben sich die Heilungserfolge bei fast allen Krebserkrankungen erhöht. Deutlich angestiegen sind auch die Überlebenszeiten vieler Patienten. Dazu beigetragen hat sicher die Einbeziehung ganzheitlicher Heilverfahren in die konventionelle Onkologie.

Ein Schwachpunkt der Onkologie bleibt die oft mangelhafte Koordination zwischen den verschiedenen medizinischen Disziplinen. In vielen Kliniken blicken die »Spezialisten« kaum über ihr Fachgebiet hinaus. Selbst in Tumorzentren – so klagt die Deutsche Krebsgesellschaft – kommt es vor, dass eine Abteilung nicht weiß, was die andere tut, und Patienten nicht optimal behandelt werden.

So hängt es leider noch oft vom Patienten selbst ab, ob er die bestmögliche Therapie bekommt. Die besseren Chancen hat noch immer derjenige, der sich selbst informiert und aktiv wird. Mit diesem Buch möchten wir Ihnen helfen, den richtigen Weg zu finden.

Dietrich Beyersdorff, im September 2001

Krebstherapie im Wandel

In der Krebsbehandlung vollzieht sich ein Wandel. Viele Jahre lang ließ die so genannte »Schulmedizin« nur gelten, was ihren Auffassungen entsprach. Krebs, so wurde fast dogmatisch gelehrt, sei eine »lokale Erkrankung«, ausgehend von einem Organ, die mit Operation, Chemotherapie und Bestrahlung ausgerottet werden müsse. Andere Vorstellungen, die im Krebs auch eine Erkrankung des ganzen Menschen sahen, wurden kaum zur Kenntnis genommen. Versuche, die Krebskrankheit zusätzlich über das Immunsystem durch eine Aktivierung körpereigener Heilungskräfte zu behandeln, galten als unseriös oder gar als Scharlatanerie.

In den letzten Jahren hat sich die Schulmedizin zunehmend solchen unkonventionellen Ansichten geöffnet. Hinzu kommt, dass manche schon seit Jahrzehnten betriebenen Forschungen nun Früchte tragen. Es sind neue Mittel und Heilverfahren entwickelt worden, die jetzt in Kliniken und Arztpraxen angewandt werden können.

Bewährtes und Neues aus den Bereichen der Klinik und der Erfahrungsheilkunde ermöglichen eine erweiterte Krebsmedizin. Ärzte beider Richtungen diskutieren und behandeln immer häufiger miteinander. Im Grundsatz ist man sich weitgehend einig: Im Interesse der Patienten muss alles genutzt werden, was Hilfe verspricht. Auf drei Pfeilern kann die Brücke stehen – auf den bewährten Methoden der konventionellen Therapien, den zusätzlichen Möglichkeiten der biologischen Behandlung und dem der Selbsthilfe.

Einig sind sich die Krebsärzte auch darüber, dass die Wünsche der Patienten mehr als bisher bei der Behandlung berücksichtigt werden müssen. Der informierte und mündige Patient ist gefragt. Wer weiß, warum die eine oder andere Behandlung durchgeführt wird und wie sie nützt, hilft sich und auch dem Arzt. *»Informierte und aktive Patienten haben bessere Heilungschancen«,* betont Prof. Karl Friedrich Klippel, Präsident der Gesellschaft für Biologische Krebsabwehr. Alle Erfahrungen bestätigen diese Aussage.

Viele Patienten sind dazu bereit! Wenn der erste Schock nach der Diagnose überwunden ist, beginnt die Suche nach Informationen über Behandlungsmöglichkeiten, mit denen die klinischen Therapien sinnvoll

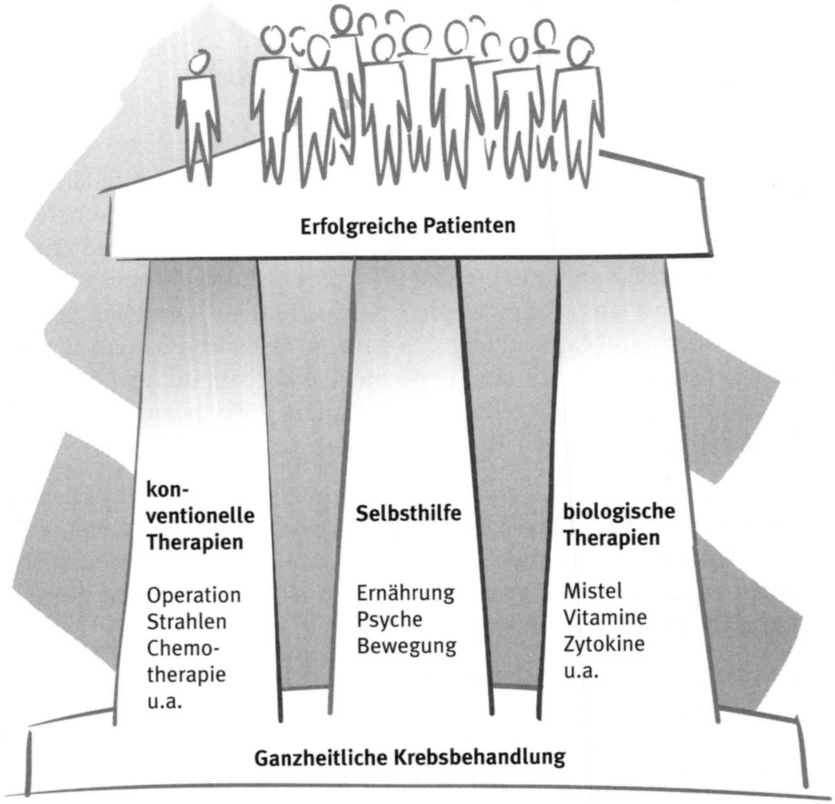

Abb. 1: Die drei Säulen der ganzheitlichen Krebsbehandlung.

ergänzt werden können. Sie fragen, doch viele Antworten sind eher verwirrend. Der eine Arzt rät dies, der andere jenes. Verwandte und Freunde kommen mit gut gemeinten Ratschlägen. Die Medien berichten – oft voreilig – über neue Therapien oder – ungeprüft – über »Wunderheilungen«. Der Patient sieht sich in einem Labyrinth von Möglichkeiten und Angeboten, kann aber selten beurteilen, welcher Weg für ihn der richtige ist.

Ganzheitlich behandeln – was bedeutet das?

Der Wunsch nach einer ganzheitlichen Behandlung geht vor allem von den Patienten aus. Das Unbehagen an einer nur wissenschaftlich orientierten und hoch technisierten Medizin ist von Jahr zu Jahr gewachsen –

nicht nur bei der Behandlung von Krebs. Bei der Therapie akuter Erkrankungen und von Notfällen wird sie gewünscht und akzeptiert. Kritisiert aber wird, dass die menschlichen Bedürfnisse des Kranken vernachlässigt werden und dass für viele Ärzte die klinischen Befunde mehr gelten als das persönliche Befinden. Zu viele Patienten und ihre Angehörigen haben erlebt, dass Messer, Strahl und Gift allein nicht ausreichen, die Krankheit zu beseitigen, ja, dass die aggressiven Behandlungen mitunter mehr Leid als Segen brachten. Manchmal noch zögernd zwar, gehen immer mehr Ärzte auf die Wünsche der Patienten ein.

Doch was bedeutet »ganzheitliche Medizin«? Für Ärzte aus der Natur- und Erfahrungsheilkunde heißt das, beim Patienten nicht nur den Tumor zu sehen und zu behandeln, sondern den kranken Menschen in seiner leib-seelischen Ganzheit. Für sie ist Krebs eben nicht nur eine Zellentartung in Brust, Darm oder einem anderen Organ, sondern auch Symptom von tiefer liegenden Störungen im körperlichen und seelischen Bereich. In dieser ganzheitlichen Sicht muss die Behandlung auf den gesamten Organismus ausgerichtet sein und möglichst alle Bereiche des Kranken umfassen: Körper, Geist und Seele.

Für wissenschaftlich orientierte Schulmediziner ist der Begriff »Ganzheitsmedizin« etwas zu verschwommen und teilweise auch mit kaum nachvollziehbaren esoterischen Vorstellungen befrachtet. Sie sprechen zurückhaltender von »integrativer Medizin« und meinen damit, dass die Behandlung nicht allein die Tumorzerstörung zum Ziel haben dürfe, sondern dass alles einbezogen wird, was zur Genesung und Heilung beitragen kann und zu einer besseren Lebensqualität führt. Gemeinsam ist beiden Vorstellungen, dass die Krebstherapie allein mit Chemie und Technik nicht alles sein kann.

Viele Ärzte sehen im Krebs eine chronische Erkrankung. Die Operation oder andere Maßnahmen können zwar die akute Bedrohung beseitigen, die Krankheit aber bleibt. Wie Herzkranke nach einem Infarkt muss auch der Krebspatient lernen, mit der Krankheit zu leben. Die hoch spezialisierte Krebsmedizin der Kliniken kann ihm in dieser Krankheitsphase wenig helfen. Er braucht eine andere Art ärztlicher Hilfe und auch anderen Zuspruch. Es kann ein langer und mühseliger Weg sein. Rückfälle können auftreten und Umwege nötig machen. Auch ein Bergsteiger kommt nicht auf geradem Pfad zum Gipfel. Oft sind es kleine Schritte, die zu gehen sind. Doch viele kleine Schritte können ein großes Stück voranbringen.

»Erfolgreiche Patienten«

Aus einer Befragung von Patienten durch den Soziologen Dr. Waltz von der Kölner Brendan-Schmittmann-Stiftung geht hervor, dass es vor allem drei Dinge sind, die dem Krebskranken helfen, mit der Krankheit besser zu leben, und sie zu »erfolgreichen Patienten« werden lassen. Viele, die das geschafft haben, nennen als Voraussetzungen:

- Beim Patienten muss die Bereitschaft vorhanden sein, sich seelisch und geistig mit der Krankheit auseinander zu setzen.
- Er braucht Partner in der Familie und in seinem sozialen Umfeld, mit denen er über alles sprechen kann.
- Er braucht einen Therapeuten, der nicht nur Medikamente verschreibt, sondern neben den Befunden auch das Befinden berücksichtigt, der Verständnis für Sorgen und Ängste aufbringt, der Fragen nicht als lästig empfindet und der ganzheitlich denkt und behandelt.

Eine erweiterte Krebsmedizin bringt bessere Erfolge

In den letzten Jahren hat sich in der Krebsbehandlung einiges getan. Der große Durchbruch ist zwar noch nicht gelungen, doch deutliche Fortschritte sind sichtbar. Statistisch hat sich das bei den Heilungsquoten allerdings erst wenig bemerkbar gemacht. Sie liegen, auf die Gesamtheit aller Erkrankungen bezogen, bei 40 bis 45 Prozent – mit steigender Tendenz. Fortschritte sind jedoch unverkennbar und ermutigend. Immer mehr Patienten erreichen die magische Überlebensgrenze von 5 Jahren, die früher als Maß für eine Heilung angesehen wurde. Bei den sehr häufigen Erkrankungen von Brust und Haut sind es 70 bis 80 Prozent der Patienten. Ähnlich hoch liegen die Erfolge bei Tumoren der Blase, der Prostata, der Gebärmutter, der Hoden, des Darms oder bei häufigen Formen der Leukämien (Blutkrebs) und Erkrankungen des Lymphsystems (Lymphome). Nur noch etwa 15 Prozent aller Erkrankten müssen nach 5 Jahren mit einem Rückfall rechnen. Problematisch sind immer noch Tumoren der Lunge, des Magens, der Eierstöcke, der Speiseröhre, des Gehirns oder der Bauchspeicheldrüse.

Die Krebsmedizin verfügt heute über eine Vielzahl von therapeutischen Möglichkeiten. Selten reicht jedoch eine allein aus, um die Krankheit zu besiegen oder langfristig zu stoppen. Die einzelnen Therapien müssen je nach Krankheitsfall nebeneinander, nacheinander und zeitlich aufeinander abgestimmt angewandt werden. Operation, Bestrahlung oder Chemotherapie sind meist unerlässlich; doch zu den Tumor zerstörenden Therapien sind die aufbauenden, biologischen Behandlungen hinzugekommen. Damit wird versucht, den Tumor über das Immunsystem, das Hormonsystem oder andere Regulationssysteme des Körpers zu bekämpfen.

Der Dritte im Bunde ist der Patient. Wer mitreden kann, wer sich motivieren lässt, wer sich nicht scheut, den Ärzten auch kritische Fragen zu stellen, der kann viel zum Erfolg der Behandlung beitragen. Wenn man sich in Selbsthilfegruppen oder unter »erfolgreichen Patienten« umhört, bekommt man oft die Antwort: »Wir waren unbequeme Patienten, wir haben bei der Behandlung mitgesprochen und Wünsche geäußert. Und wir sind gut damit gefahren.« Prof. David Spiegel von der Stanford University, USA, drückte das so aus: » Patienten, die uns Ärzten am meisten Zeit kosten, weil sie ihren Gefühlen Ausdruck geben, weil sie viel fragen und Therapien ausgiebig diskutieren, leben häufig länger als die, die ohne Aufheben dem ärztlichen Rat folgen.«

Konzepte in der Krebsbehandlung

»Krebsmedizin bedeutet nicht, die letzte Krebszelle mit aller Gewalt vernichten zu wollen, sondern auch, dem Organismus Hilfe zur Selbsthilfe zu geben.«

Prof. Dr. Hartmut Heine, Universität Witten-Herdecke

Eine Erfolg versprechende Krebsbehandlung ist fast immer eine Kombination verschiedener Therapien, die neben- oder nacheinander angewendet werden. Eingeschränkt werden die Erfolge leider immer noch dadurch, dass viele Erkrankungen relativ spät erkannt und behandelt werden können. Auch nach einer scheinbar gut verlaufenen Therapie kann es zu Rückfällen kommen, deren Behandlung noch viele Probleme verursacht.

Grundsätzlich muss wegen ihrer unterschiedlichen Wirkungsweise zwischen zwei Behandlungsformen unterschieden werden. Das sind einmal die direkt **Tumor zerstörenden Therapien**, zu denen vor allem die Operation, die Chemotherapie, die Bestrahlung sowie eine Reihe ergänzender Verfahren zählen. Dagegen wirken die **biologischen Therapien** in der Regel nicht direkt zerstörend auf die Krebszellen ein. Sie sollen deren

Wachstum *indirekt* bremsen oder stoppen. Das kann durch Hormonbehandlungen, Immuntherapien und eine Reihe unterstützender Verfahren erreicht werden. Beide Therapieformen haben Vor- und Nachteile.

Tumor zerstörende Therapien
Das Prinzip: direkte Vernichtung der Tumorzellen.
Der Vorteil: Es können relativ schnell viele Krebszellen beseitigt werden.
Die Grenzen: Die Wirksamkeit der Therapien wird durch die Nebenwirkungen eingeschränkt. Es gelingt nicht immer, alle bösartigen Zellen zu beseitigen und ein Nachwachsen von Metastasen zu verhindern.
Tumor zerstörende Therapien sind symptomatisch, das heißt, sie zerstören Krebszellen, aber nicht deren Ursachen.

Biologische Therapien
Das Prinzip: Der Krebs wird indirekt durch körpereigene Regulationssysteme bekämpft, indem man die Abwehrkräfte stärkt und die Wachstumsbedingungen von Tumorzellen einschränkt oder ausschaltet. Es ist eine Mobilmachung des Körpers gegen die Krebskrankheit.
Der Vorteil: Die Behandlung wirkt ganzheitlich und teilweise auch kausal, indem versucht wird, einige Ursachen der Krankheit anzugehen. Die Nebenwirkungen sind meist nur gering.
Die Grenzen: Bei fortgeschrittenen Erkrankungen können die Regulationssysteme überfordert sein. Zu viele Krebszellen mindern die Wirksamkeit.

Beide Therapien miteinander zu einer erweiterten Krebstherapie zu verbinden, muss das Ziel jeder Behandlung sein. Die folgenden Tabellen geben eine Übersicht über mögliche Behandlungen. Nicht aufgeführte Therapien sind entweder sehr speziell oder – und das betrifft vor allem die biologischen Therapien – noch wenig überprüft.

In der Tabelle 1 sind Therapien aufgeführt, die Tumor zerstörend wirken, in der Tabelle 2 jene, die biologische Heilkräfte stimulieren. Dabei bedeutet kurativ = Heilung möglich, adjuvant = Unterstützung anderer Behandlungen, palliativ = lindernde Behandlung. Die genannten Behandlungen können je nach Art und Stadium der Erkrankung nacheinander, ergänzend oder miteinander kombiniert durchgeführt werden. In der jeweils 3. Spalte unter der Überschrift »ergänzend« wird darauf hingewiesen.

Tab. 1: Tumor zerstörende Therapien

Therapie	Wirkungen	Ergänzend
Operation	häufig kurativ, Verringerung der Tumormasse, bei Metastasen beschränkt wirksam	biologische Therapien zur Rückfall- verhütung. Minderung von Neben- wirkungen, Lebens- qualität
Bestrahlung	kurativ bei systemischen Tumoren, adjuvant zu Operation/Chemotherapie, Behandlung von Metastasen	
Chemo- therapie	kurativ bei systemischen Tumoren, selten bei Organtumoren, adjuvant zu Operation/Bestrahlung, bei Metastasen meist nur palliativ	
regionale Chemotherapie	bei Rückfällen, in Einzelfällen kurativ, palliativ	Immun- therapie, Impfung, Hormone, Zytokine, Vitamine, Enzyme, Sauerstoff
Hochdosis- Chemotherapie	bei Metastasen, noch in Studien, bei Organtumoren wenig erfolgreich	
Hyperthermie	zur Rückfallbekämpfung, in Einzelfällen kurativ, adjuvant	
Thermotherapie	Verschmorung (Leberkrebs) kurativ und adjuvant	
Kältechirurgie	kurativ und adjuvant bei Leber- und Prostatakrebs	
Lasertherapie	meist palliativ, bei Frühstadien kurativ	
photo- dynamische Therapie	meist palliativ, bei Frühstadien kurativ, langfristige Remissionen möglich	
Elektro- Chemotherapie	bei äußerlich zugänglichen Tumoren, Vollremissionen möglich	

Tab. 2: Biologische Therapien

Therapie	Wirkungen	Ergänzend
Mistel	Verhütung und Bekämpfung von Metastasen, Nebenwirkungen mindern	ergänzend zu Tumor zerstörenden Therapien
Organtherapie	Verhütung und Bekämpfung von Metastasen, Nebenwirkungen mindern	Operation, Bestrahlung, Chemotherapie, Hormone, Hyperthermie u. a.
Vitamine	Immunmodulation, Radikalfänger	
Spurenelemente	Immunmodulation, Radikalfänger	
Enzyme	Verbesserung der Abwehrleistung	
Zytokine	Metastasenverhütung und -bekämpfung	
Hormone	Rückfallverhütung	
Impfung	Rückfallverhütung	
Lektine	Metastasenverhütung (Darm, Magen)	
Antikörper	Metastasenverhütung (Brust, systemische Erkrankungen) kurativ, adjuvant	
Sauerstoff	Nebenwirkungen mindern	
Vollwertige Ernährung, psychische Stabilisierung, Bewegung		

Was ist Krebs, und wie entsteht er?

Bevor auf mögliche Ursachen der Erkrankung eingegangen wird, sollten zunächst ein paar Fragen und Begriffe geklärt werden.

Krebs entsteht in einer Zelle, die sozusagen »außer Kontrolle« gerät. Eine gesunde Zelle teilt sich nur bei Bedarf, zum Beispiel während des Wachstums, wenn verbrauchte Zellen erneuert werden müssen oder wenn eine Wunde zu schließen ist. Danach wird die Teilung gestoppt. Bei der Krebszelle funktioniert dieser Teilungsstopp nicht mehr; sie teilt sich immer weiter. Aus einer werden zwei, aus 4 bald 8 und aus 1 Million schnell 2 Millionen Zellen usw. Bei einigen schnell wachsenden Tumorarten dauert es wenige Wochen, in denen sich eine Geschwulst verdoppelt, bei anderen einige Monate. Man spricht von »*Tumorverdoppelungszeiten*«. Die wachsende Geschwulst verdrängt das umliegende Gewebe. Bei der Behandlung reagieren z. B. schnell wachsende Tumoren besser auf eine Chemo- oder Strahlentherapie als langsam wachsende.

Gegenüber *gutartigen* (benignen) Tumoren kommt bei *bösartigen* (malignen) Tumoren eine verhängnisvolle Eigenschaft hinzu. Aus der Geschwulst lösen sich – oft schon sehr frühzeitig – einzelne Zellen oder kleine Zellhaufen ab und werden mit dem Blutstrom oder der Lymphe durch den Körper geschwemmt. Die meisten werden vermutlich auf natürlichem Weg ausgeschieden oder durch das Immunsystem vernichtet; andere aber bleiben in einem Lymphknoten oder in einer engen Ader hängen, haften sich dort an und wuchern hier weiter. So entstehen *Metastasen,* Tochtergeschwülste. Dieser deutsche Name besagt auch, dass beispielsweise Absiedlungen von Brust- oder Darmkrebszellen auch dann Brust- oder Darmkrebs bleiben, wenn sie als Metastasen in der Lunge, der Leber oder anderswo auftreten. Sie können dann weitgehend auch wie Brust- oder Darmkrebs behandelt werden.

Metastasen sind das große Problem der Krebsmedizin. Die Ursprungsgeschwulst, der *Primärtumor,* lässt sich meist gut operativ entfernen. Liegen jedoch schon winzige Absiedlungen als *Mikrometastasen* vor, wird der Operationserfolg nach kürzerer Zeit in Frage gestellt. Das Bemühen aller Krebsärzte und Forscher ist es daher, Mittel zu finden, mit denen sich eine Metastasierung verhüten oder verzögern lässt.

Die Entwicklung einer gesunden Zelle zu einer bedrohlichen Geschwulst verläuft in vielen Fällen sicher nicht geradlinig und unaufhaltsam. Zumindest bei einigen Krebsarten sind *Präkanzerosen* als Vorstadien erkennbar. Krebs am Gebärmutterhals kann so schon in einem sehr frühen Stadium beseitigt werden. Als Vorstufen zum Darmkrebs gelten Polypen, die sich relativ einfach entfernen lassen. Beginnender Mund- oder Rachenkrebs verrät sich durch *Zelldysplasien* (fehlgestaltete Zellen) oder *Leukoplakien* (verhornte Zellen, die weißlich erscheinen). Sie lassen sich sogar durch Vitamine zurückbilden.

Auch kleinere Geschwülste oder Mikrometastasen können mitunter lange »ruhen« oder vom Immunsystem in Schach gehalten werden. Ein gesunder und abwehrfähiger Organismus scheint in der Lage zu sein, für kurze oder längere Zeit ein Gleichgewicht zwischen Körper und Krebs aufrechtzuerhalten. Dafür sprechen die oft langen Entstehungszeiten für Krebs von 20 oder gar 30 Jahren, ebenso das Auftreten von Metastasen erst zehn oder 15 Jahre nach der Operation. Dieses Gleichgewicht ist jedoch sehr labil und störanfällig, denn es können schon vorübergehende Schwächungen des Immunsystems oder auch psychische Belastungen dazu führen, dass der Krebs die Oberhand gewinnt.

Bei der Krebsbehandlung wird zwischen kurativen, adjuvanten und palliativen Maßnahmen unterschieden.

- Die **kurative** Behandlung hat die Heilung zum Ziel. Das kann es rechtfertigen, dem Patienten erhebliche Nebenwirkungen und Einschränkungen seiner Lebensqualität zuzumuten, zum Beispiel bei der Behandlung von Kindern oder bei Hodenkrebs.

- **Adjuvant** nennt man Behandlungen, die neben oder nach der kurativen Therapie durchgeführt werden. Sie sollen das Behandlungsergebnis verbessern und festigen. Nach Operationen von Darm- oder Brustkrebs wird beispielsweise häufig eine adjuvante Chemotherapie durchgeführt, um mögliche Metastasen zu vernichten oder ihr Wachstum zu verzögern. Auch biologische Behandlungen mit diesem Ziel gelten als adjuvant.

- **Palliativ** kann meist nur noch bei weit fortgeschrittenen Erkrankungen behandelt werden, also zur Linderung von Beschwerden. Das kann, je nach Situation, mit allen in diesem Buch aufgeführten Therapien geschehen, beispielsweise durch eine Operation bei drohendem Darmverschluss, mit einer leichten Chemotherapie zur Tumorverkleinerung oder durch Bestrahlung gegen Knochenmetastasen. Mit biologischen Behandlungen lässt sich vor allem die Lebensqualität verbessern und erhalten.

Alles, was mit der Krebsmedizin zu tun hat, ob Forschung oder Therapie, fällt unter den Oberbegriff *Onkologie.* Im allgemeinen Sprachgebrauch werden Ärzte, die sich vorwiegend mit Krebs befassen, auch *Onkologen* genannt, obwohl es diesen Facharzttitel nicht gibt. Krebserkrankungen fallen ja in verschiedene Fachbereiche, so beispielsweise der Chirurgie, Gynäkologie, Urologie usw.

Der Erfolg einer Behandlung wird hauptsächlich nach den *Remissionen* (Rückbildungen) beurteilt. Dabei bedeutet eine *Vollremission* (CR), dass der Tumor diagnostisch nicht mehr nachweisbar ist; eine *Teilremission* (PR), dass sich der Tumor um etwa die Hälfte zurückgebildet hat. Eine erreichte Remission sagt jedoch wenig darüber aus, ob damit auch eine Lebensverlängerung verbunden ist. Besonders bei Chemotherapien ist sie oft nur sehr kurzfristig.

Was macht Zellen bösartig?

Bei der Ursachenforschung sind die Wissenschaftler bis zu den Genen, den Trägern des Lebens, vorgedrungen. Die Gene, von den Eltern ererbt und in den Chromosomen wie die Perlen einer Kette aufgereiht, steuern im Zellkern die Funktionen der Zelle. Braucht der Organismus zum Beispiel bestimmte Enzyme oder Hormone, werden die dafür zuständigen Gene aktiviert, und die Produktion beginnt. Soll sich die Zelle teilen, werden andere Gene aktiv und nach Beendigung der Zellteilung wieder abgeschaltet.

Was bei der Krebsentstehung im Einzelnen geschieht, ist noch nicht restlos geklärt. Vereinfacht und verkürzt dargestellt, scheint es wie ein Drama in drei Akten abzulaufen.

- *1. Akt:* Die Gene der gesunden Zellen werden durch Krebs fördernde Stoffe, die so genannten *Kanzerogene,* chronisch (wie beim Raucher) oder akut (durch Strahlen) geschädigt. Die meisten dieser Schäden sind zunächst harmlos und beeinträchtigen die Funktion der Zelle kaum. Sie können meist auch durch das zelleigene Reparatursystem behoben werden. Diese Reparatur wird durch sekundäre Pflanzenstoffe wie die Karotine oder Flavonoide unterstützt. Diese Pflanzenstoffe können auch Kanzerogene unschädlich machen, bevor diese Unheil anrichten (siehe S. 118 ff.). Vitamin A gehört ebenfalls zu diesen Schutz- und Hemmstoffen (siehe S. 82 f.).

Für die Reparatur und notfalls das Abtöten der geschädigten Zelle sorgen eine Reihe von Kontrollgenen. Erst wenn sie ebenfalls geschädigt werden, wird die Situation ernster.

- *2. Akt:* Im Körper sammeln sich immer mehr solcher schadhaften Zellen an. Bei vielen sind schon einige Kontrollgene ausgefallen. Die Schadzellen können sich weiter teilen und die Genschäden auf die Tochterzellen übertragen. Es entstehen Präkanzerosen, Vorstufen zum Krebs. Fachleute schätzen, dass mindestens ein halbes Dutzend Kontrollgene versagen müssen, ehe die Zelle ganz auf den Weg zur Entartung gerät. Auch dieser Ablauf kann durch sekundäre Pflanzenstoffe gestoppt und teilweise sogar rückgängig gemacht werden.

- *3. Akt:* Die präkanzeröse Zelle verändert sich jetzt schnell immer mehr zum »Bösen«. Wenn auch die letzte Kontrolle ausfällt, teilt sie sich ungehemmt. Dabei spielt das so genannte Selbstmordgen p 53 eine Schlüsselrolle. Dieses Gen – eventuell auch andere – hat sozusagen das letzte Wort in der Zelle. Normalerweise veranlasst es, dass sich eine stark geschädigte oder lebensfeindliche Zelle selbst auflöst. Ist es selbst geschädigt, bleibt der Impuls zur Selbstzerstörung aus. Weltweit wird geforscht, wie man es wieder aktivieren könnte.

Warum erkrankt nicht jeder?

Warum erkrankt rund ein Viertel der Bevölkerung an Krebs, die große Mehrheit aber nicht – obwohl doch alle Menschen ähnlichen Belastungen durch Kanzerogene, also durch Stoffe, die eine Zellentartung begünstigen können, ausgesetzt sind? Ein gesunder Organismus scheint in der Lage zu sein, erhebliche Belastungen zu verkraften und auszugleichen. Jeder kennt den Kettenraucher, der gesund blieb, oder jemanden, der gegen alle Regeln einer gesunden Ernährung verstieß und dabei uralt wurde. Neben der Schadstoffbelastung müssen daher bei der Krebsentstehung noch andere Faktoren eine ursächliche Rolle spielen. Prof. Schmähl vom Deutschen Krebsforschungszentrum hat schon vor Jahren eine Formel aufgestellt, die auch heute noch gilt:

Krebs = Alter + Veranlagung + Abwehrschwäche + Kanzerogenbelastung

Diese Formel macht deutlich, dass die Krebserkrankung in ihrer Ursache ein sehr komplexer Vorgang ist und dass mehrere Faktoren zusammenkommen müssen, um sie auszulösen. Das sollten vor allem auch Betroffene sich vor Augen halten und sich nicht den Kopf darüber zermartern, was bei ihnen zur Erkrankung geführt haben könnte. Das belastet nur zusätzlich und löst möglicherweise sogar ungerechtfertigte Schuldgefühle aus.

Risikofaktoren für Krebs

Sieht man sich die von Prof. Schmähl genannten Risikofaktoren näher an, wird klar, warum es kaum möglich ist, für eine Krebserkrankung eine alleinige Ursache verantwortlich zu machen.

- **Alter.** Obwohl auch Kinder und junge Menschen Krebs bekommen können, tritt die Krankheit in 90 Prozent aller Fälle jenseits der Lebensmitte auf. Mit jedem Lebensjahrzehnt wird der Organismus anfälliger. Bei der Zellteilung kommt es zu Störungen, die sich im Laufe der Jahre summieren. Immer mehr Zellen werden mehr oder weniger »invalide«. Stoffwechsel, Kreislauf, Hormonsystem – alles funktioniert weniger gut. Der Organismus verliert an Fähigkeit, sich wechselnden Reizen anzupassen und Störungen aus eigener Kraft zu regulieren. Mit dem Altern zeigt auch das Immunsystem zunehmend Schwächen, weil seine Steuer- und Antriebszentrale, die Thymusdrüse, ihre Funktion immer mehr einstellt. Bei einem 50-Jährigen ist sie fast ganz verkümmert. Die Widerstandskraft gegen Erkrankungen lässt nach, und die Selbstheilungskräfte erlahmen.

- **Veranlagung.** In manchen Familien häufen sich Tumorerkrankungen. Besonders bei Brust- und Darmkrebs ist das auffällig. Aber auch bei anderen Erkrankungen spielt die Veranlagung eine Rolle. Wie ist das zu erklären? Vieles deutet darauf hin, dass z. B. Schäden an Kontrollgenen schon bei den Eltern oder Großeltern vorliegen und an die Kinder vererbt werden. Diese haben nun von Geburt an ein höheres Risiko, an Krebs zu erkranken. Solange dieses schadhafte Gen nur von einem Elternteil stammt, wird der Fehler durch das gesunde des anderen Elternteils ausgeglichen. Nun aber genügt ein Schaden an diesem Gen, um das Erkrankungsrisiko enorm zu erhöhen. Wer in seiner Blutsverwandtschaft mehrere Krebskranke hat, für den ist es besonders wichtig, schon früh mit regelmäßigen Vorsorgeuntersuchungen zu beginnen und gesund zu leben.

Nur bei wenigen Menschen ist die Veranlagung jedoch so stark, dass es mit hoher Wahrscheinlichkeit *allein* aus diesem Grund zur Erkrankung kommt. Bei etwa 5 Prozent aller Fälle von Brust- und Darmkrebs scheint das allerdings der Fall zu sein, ebenso bei einem seltenen Augentumor. Durch eine Genanalyse lässt sich diese Veranlagung neuerdings feststellen, therapeutische Möglichkeiten ergeben sich daraus bisher allerdings nicht.

Kanzerogene. Zu den genannten »inneren«, nur wenig beeinflussbaren Faktoren kommen die »äußeren«, vor denen wir durch die Medien fast täglich gewarnt und oft verängstigt werden. Es sind die so genannten Kanzerogene, ein Sammelbegriff für Stoffe aller Art, die eine Zellentartung begünstigen können. Alleinige Auslöser sind sie wohl äußerst selten. Kanzerogene kommen aus der Umwelt des Menschen oder aus seiner Innenwelt; sie wirken indirekt, selten direkt. Viele hundert sind inzwischen bekannt. Sie finden sich praktisch fast überall, in chemischen wie auch in biologischen Produkten. Dazu gehören alle Insektizide und Pestizide, die Benzoldämpfe aus dem Benzin, die Benzpyrene, die beim Rauchen oder Grillen entstehen, die Nitrosamine aus z.B. überdüngtem Gemüse, die Aflatoxine aus verschimmelten Lebensmitteln, die Abbauprodukte von Gallensäuren bei der Fettverdauung und viele andere Stoffe.

Welche sind die häufigsten Faktoren aus unserer Umwelt?

Amerikanische Forscher haben abgeschätzt, welche Faktoren aus unserer Umwelt an der Krebsentstehung beteiligt sind. Die häufigsten Mitverschulder sind demnach:

Ernährung. Viele Untersuchungen bestätigen, dass Fehler in der Ernährung zu 30 bis 50 Prozent an der Entstehung verschiedener Krebsarten beteiligt sind. Das geschieht einmal durch Kanzerogene, die bei der Verdauung entstehen. Beispiele dafür sind:

- Aus den bei hohem Fettverzehr im Übermaß benötigten Gallensäuren bilden sich Krebs fördernde Stoffe.
- Fette liefern dem Körper auch Bausteine für Hormone und können so Brust- oder Prostatakrebs fördern.
- Mit Stickstoff überdüngte Gemüse tragen erheblich zur Bildung von Nitrosaminen bei.

Andererseits erhöhen auch fehlende Nahrungsbestandteile das Krebsrisiko (siehe a. S. 108 ff.).

- Bei einem Mangel an Ballaststoffen werden Gallensäuren, aber auch andere Schadstoffe aus der Umwelt vom Darm nur ungenügend abgebaut und ausgeschieden.
- Fehlen Vitamin C und andere pflanzliche Schutzstoffe, können Nitrosamine und andere Kanzerogene Schaden anrichten.
- Auch der Zellstoffwechsel und die Abwehrkräfte werden bei einer einseitigen Mangelernährung geschwächt.

Als weitgehend gesichert gilt, dass Krebserkrankungen an folgenden Organen u. a. auch ernährungsbedingt sind: Rachen, Lunge, Speiseröhre, Magen, Darm, Leber, Brust, Gebärmutter, Eierstöcke, Prostata.

Genussmittel. Rauchen ist mit einem Anteil von etwa 30 Prozent der zweithäufigste Mitverschulder an Krebs. Tumoren der Lunge und des Rachenraums sind fast ausschließlich darauf zurückzuführen, auch für Magen- und Blasenkrebs besteht bei Rauchern ein erhöhtes Risiko. Hochprozentiger Alkohol fördert Krebs der Speiseröhre. Kaffee hat, sofern nicht im Übermaß genossen, keinen Einfluss auf die Erkrankung. Grünem Tee wird eine erhebliche Krebs hemmende Wirkung zugeschrieben, fermentierter schwarzer Tee enthält die Wirkstoffe nicht mehr.

Viren und Bakterien. Bei etwa 15 Prozent der Erkrankungen sind Viren mitbeteiligt. Das betrifft vor allem Tumoren an den weiblichen Geschlechtsorganen, im Mund- und Rachenbereich sowie der Leber. Als »Krebsviren« gelten vor allem bestimmte Typen von Warzen- und Herpeserregern, Leberkrebs kann durch Hepatitis-Erreger über eine Leberentzündung ausgelöst werden. Bei Magenkrebs wird neuerdings das Bakterium Helicobacter pylori als Mitverschulder angesehen.

Schadstoffe. Die Rolle von Schadstoffen in Luft, Wasser oder Nahrungsmitteln bei der Krebsentstehung wird durch die vielen Alarmmeldungen in den Medien von Laien meist überschätzt. Seitdem die Messmethoden so verfeinert sind, dass selbst ein im Bodensee aufgelöstes Stück Zucker nachgewiesen werden kann, lassen sich in vielen industriell gefertigten und natürlichen Stoffen Krebs fördernde Substanzen finden, aber auch in rein ökologisch erzeugten Nahrungsmitteln. Insgesamt sind Schadstoffe zu etwa 5 bis 10 Prozent als Mitschuldige an der Krankheitsentstehung beteiligt.

Strahlen. Energiereiche Strahlen gehören zu den wenigen Auslösern, die allein eine Zellentartung verursachen können. Sie dringen direkt bis in den Zellkern vor. Treffen sie dabei ein übergeordnetes Kontrollgen, kann sofort eine Krebszelle entstehen. Meist aber müssen sich auch Strahlenschäden summieren, ehe die Zelle entartet. Potenziell schädlich sind alle Strahlen, die aus technischen Quellen wie Kobaltkanonen, Röntgengeräten oder Solarien kommen, ebenso wie die aus der Natur, also der Sonne, dem Weltall oder den Gesteinen (Radonstrahlung).

Gefahren durch freie Radikale

Fast alle Kanzerogene können eine Erkrankung nicht direkt auslösen. Sie brauchen Helfer und Helfershelfer, Mittäter sozusagen. Der Verdacht fällt auf die freien Radikale. Vielen Forschern gelten sie als Hauptschuldige für leichte und ernste Erkrankungen des Menschen. Sie lassen früher altern, lösen Entzündungen aus, führen zu Arteriosklerose, Herzinfarkt und auch zu Krebs.

Freie Radikale sind meist ungesättigte Sauerstoffverbindungen oder Bruchstücke davon, die ihr elektronisches Gleichgewicht verloren haben. Das macht sie aggressiv. Physikalisch gesprochen fehlt ihnen ein Elektron. Um wieder stabil zu werden, reißen sie die ihnen fehlenden Teilchen gewaltsam an sich, aus allem, was in der Nähe ist. Dabei zerstören sie lebenswichtige Moleküle, brechen Membranen, also die Zellhüllen, auf, schädigen Gewebe und Schleimhäute. Die »bestohlenen« Moleküle werden ihrerseits radikal. Es kommt zu Kettenreaktionen bis in den Zellkern hinein. Durch die freien Radikale werden lebenswichtige Abläufe in der Zelle gestört. Es entstehen Fehler bei der Herstellung von Eiweißbausteinen, Enzymen oder Hormonen. Die Signalübertragung zu Nachbarzellen wird beeinträchtigt. Werden Gene direkt betroffen, verändert sich der Informationsgehalt des Erbgutes. Es entsteht eine Mutation, die vererbt werden kann. Krebs kann eine direkte Folge davon sein.

Freie Radikale entstehen bei allen Stoffwechselvorgängen, bei der Verdauung, beim Essen oder Atmen, beim Rauchen, bei Stress, durch Schadstoffe oder Strahlen. Da das seit Urzeiten so ist, haben alle Lebewesen, ob Pflanzen oder Tiere, Schutzstoffe entwickelt, die als Radikalfänger wirken. Dazu gehören Flavonoide und andere bioaktive Pflanzenstoffe (siehe auch S. 118 ff.), Vitamine und Spurenelemente wie Selen sowie spezielle Enzyme im menschlichen Körper. Der Organismus macht sich freie Radikale jedoch auch zunutze: Die Fresszellen des Immunsystems, die

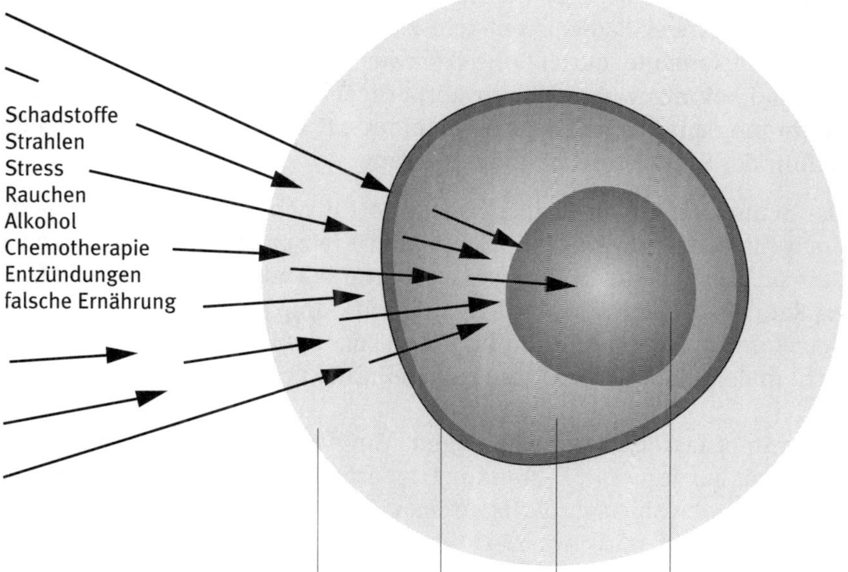

Die natürlichen Abwehrfronten:	**Zell-zwischen-räume**	**Zell-membran**	**Zell-inneres**	**Zellkern**
Schutzstoffe:	Vitamin C, E Karotine Selen Flavonoide	Vitamin E	Karotine Selen Vitamin C	Vitamin A und verwandte Verbindungen

Abb. 2: Schäden durch freie Radikale und die Schutzstoffe aus der Nahrung. Die Abbildung nennt die häufigsten Erzeuger von freien Radikalen. Diese wirken bis in den Zellkern hinein und können das Erbgut schädigen. Um jede Zelle herum hat die Natur mehrere Abwehrfronten errichtet. Die Radikalfänger werden in den Zellzwischenräumen tätig, an der Zellmembran, im Inneren der Zelle und im Zellkern. Man schätzt, dass jede Zelle täglich rund 10 000 Angriffe von freien Radikalen abwehren muss.

Phagozyten, schießen Salven von freien Radikalen auf Krankheitserreger ab und zerstören sie so.

Bedrohlich wird die Situation erst dann, wenn es zu einem Missverhältnis zwischen der Menge der gebildeten freien Radikale und den Radikalfängern kommt. Die Mediziner sprechen in diesem Zusammenhang von

»oxidativem Stress«, dem wir ausgesetzt sind oder uns aussetzen. Ein Überschuss freier Radikale entsteht z. B. beim Rauchen, durch verschiedene Medikamente, durch hohe Ozonwerte, bei fieberhaften Erkrankungen und bei ungewohnt starker körperlicher Belastung. Zu einer Unterversorgung mit Radikalfängern kommt es z. B. durch eine unzureichende Zufuhr der Schutzstoffe über die Nahrung.

Der Schutz vor freien Radikalen ist also für den Gesunden, aber mehr noch für den Kranken sehr wichtig. Bei Krebspatienten kommt hinzu, dass sie bei aggressiven Therapien mit Strahlen oder Zytostatika von freien Radikalen überflutet werden. Sehr wirksame Radikalfänger sind das Beta-Karotin, die Vitamine C und E sowie das Spurenelement Selen. Mehr dazu in dem Kapitel »Ernährung als Heilhilfe« ab Seite 100.

Zusammenfassend lässt sich sagen: Von wenigen Ausnahmen abgesehen, müssen für eine Erkrankung mehrere Ursachen zusammenkommen. Und obwohl fast alle Menschen den gleichen Risiken ausgesetzt sind, erkranken nur etwa 25–30 Prozent von ihnen an Krebs. Die körpereigenen Abwehrmechanismen müssen also bei den meisten Menschen sehr gut funktionieren. Das beweist aber auch, dass unser Immunsystem im Krebsgeschehen eine bedeutsame Rolle spielt und dass es sich lohnt, es zu pflegen und zu stärken.

Immunsystem und Krebs

Unser Abwehrsystem stammt aus den frühesten Tagen der Evolution. Schon die ersten Zellen waren durch Viren, Bakterien oder Pilze gefährdet. Als Schutz entwickelte sich zunächst das unspezifische und bei höheren Lebewesen das spezifische Immunsystem.

Zum **unspezifischen Immunsystem** gehören die Makrophagen (Fresszellen) und die Natürlichen Killerzellen (NK). Beide gehen ungezielt gegen alles vor, was nicht in den Organismus gehört. Die Killerzellen lösen das Fremde auf, die Makrophagen fressen es.

Um schneller und gezielter gegen fremde Eindringlinge vorgehen zu können, entwickelten höhere Lebewesen das **spezifische Immunsystem.** Es funktioniert auf folgende Weise: Jede Zelle, also auch Viren und Bakterien, trägt auf ihrer Oberfläche ganz spezifische Markierungen, so genannte Antigene – wie das Auto sein Nummernschild. Die Antigene körpereigener Zellen werden vom Immunsystem toleriert. Die Antigene körperfremder Zellen erregen Verdacht, werden identifiziert und markiert. Das tun vor allem die vom Immunsystem produzierten Antikörper. Sie kreisen ständig im Blut oder in der Lymphe. Treffen sie auf ein fremdes Antigen, heften sie sich daran und alarmieren über Signalstoffe *(Zytokine)* die Killer- und Fresszellen.

Das Antigenmuster einmal abgewehrter Feinde wird von speziellen Zellen des Immunsystems im Gedächtnis behalten. Bei erneutem Auftreten kann dann schnell und massiv reagiert werden. Darauf beruht auch das Prinzip der Schutzimpfung. Sie macht das Immunsystem mit zu erwartenden Erregern bekannt oder frischt sein Gedächtnis auf.

Lymphozyten ist der Sammelname für die Abwehrzellen. Sie gehören zu den weißen Blutkörperchen, den Leukozyten, und werden in den *Stammzellen* des Knochenmarks gebildet. Für ihre späteren Aufgaben werden sie in der Thymusdrüse zu T-Lymphozyten oder in Darmanhängseln zu B-Lymphozyten geschult. Die Letzteren produzieren die Antikörper. Die T-Lymphozyten spezialisieren sich zu *Killerzellen, Gedächtniszellen, Helferzellen, Suppressorzellen* und anderen. Ihre Aktivitäten steuern sie durch Zytokine. Diese werden von den Abwehrzellen selbst gebildet und je nach Situation als Botenstoff genutzt, etwa zu Signalen folgenden Inhalts: »alle Killerzellen hierher«, »mehr Antikörper herstellen« oder »Angriff beenden«. So stehen Abwehrzellen ständig im Gespräch miteinander. Zu den Zytokinen zählen *Interferone, Interleukine, Wachstumsfaktoren, Tumornekrosefaktoren* und andere. Einige dieser Signalstoffe werden therapeutisch schon jetzt in der Krebsbehandlung genutzt (siehe S. 60 f.).

Bei der Abwehr von Tumorzellen hat das Immunsystem gewisse Schwierigkeiten. Zum einen scheinen Krebszellen als Abkömmlinge des eigenen Organismus anfangs nur schwach mit Antigenen bestückt zu sein, die sie von gesunden Zellen unterscheiden. Sie werden deshalb nicht als »fremd« oder »feindlich« erkannt. Außerdem verfügen Tumorzellen, wie übrigens auch Bakterien oder Viren, über einige Tricks, um sich Angriffen durch Abwehrzellen zu entziehen. So können sie sich durch eine neutrale Eiweißhülle tarnen. Andere stoßen bei einem Angriff ihre Antigene ab und führen so die Abwehrzellen auf eine falsche Spur. Wieder andere schütten selbst Zytokine aus, mit denen sie dem Abwehrsystem das Signal geben: »Angriff einstellen«.

Dies könnte erklären, warum Immuntherapien zum Teil unterschiedlich wirken. Einige Krebsarten, wie das Melanom (ein bösartiger Tumor der

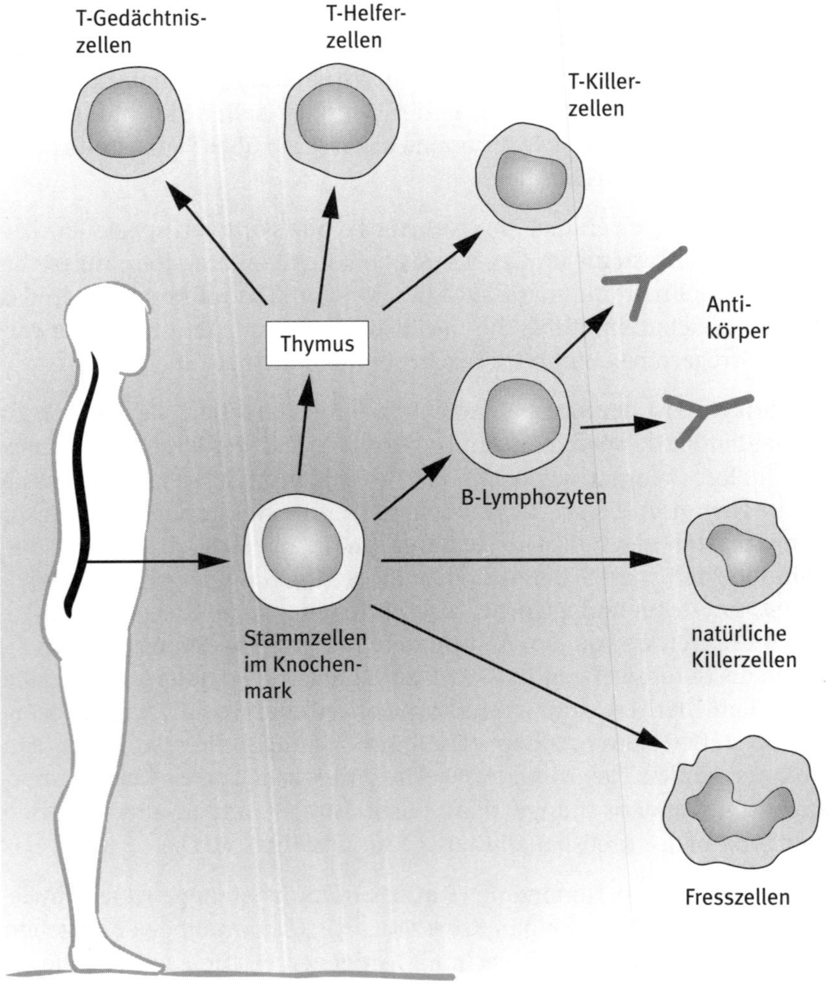

Abb. 3: So baut der Mensch sein Abwehrsystem auf. Die meisten Zellen des Immunsystems entwickeln sich aus den Stammzellen des Knochenmarks. In verschiedenen Zwischenstufen, besonders auch in der Thymusdrüse, reifen sie zu Abwehrzellen mit ganz speziellen Aufgaben. Die Antikörper wachen überall, erkennen und markieren den Feind. Sie können bei Bedarf schnell in großen Mengen produziert werden. Sie alarmieren die anderen Abwehrzellen, die spezialisierten T-Zellen (T von Thymus), die als Killer-, Helfer-, Gedächtnis- und Suppressorzellen und in anderen Funktionen aktiv werden. Die Natürlichen Killerzellen und die Fresszellen (Makrophagen) gehen auch von sich aus gegen Körperfeinde vor und rufen Antikörper herbei.

Haut) oder Nierenkrebs, sprechen zum Beispiel besser auf eine Behandlung an als andere. Auch bei Patienten scheint das Immunsystem individuell unterschiedlich auf eine Behandlung zu reagieren. Das ist wie bei anderen Therapien auch: Nicht jedes Mittel hilft jedem gleichermaßen gut.

Tumor zerstörende Therapien

Die tragenden Säulen der Krebsbehandlung sind nach wie vor die Tumor zerstörenden Therapien, vor allem die Operation. Sie sind notwendig, um die Geschwulst rasch und möglichst vollständig zu beseitigen oder wenigstens zu verkleinern. Es hat fünf, zehn oder mehr Jahre gedauert, bis der Tumor auf einen Zentimeter Durchmesser angewachsen ist. Jetzt aber nimmt die Gefahr schnell zu, denn je nach Krebsart verdoppelt er in ein paar Wochen oder Monaten seine Größe und die Zahl der Zellen. Es werden vermehrt Krebszellen ausgestreut, und das körpereigene Abwehrsystem kommt gegen die vielen Tumorzellen immer weniger an. Jede beseitigte Krebszelle erhöht auch die Chancen biologischer Therapien.

Operation – wenn möglich immer

Den Chirurgen gebührt der Hauptanteil an den Heilungserfolgen bei allen Krebserkrankungen, die von Organen ausgehen. Bei früh erkannten Erkrankungen kann die Operation allein die Heilung bewirken. Es lässt sich jedoch nicht mit Gewissheit sagen, ob bei dem Eingriff alle Krebszellen entfernt werden konnten oder ob schon Tumorzellen ausgestreut wurden. Auch wenn der Chirurg sagt: »Wir haben alles entfernt, Sie sind geheilt«, sollte jeder Betroffene skeptisch bleiben und auf »Nummer Sicher« gehen. Eine zusätzliche Behandlung zur Metastasenverhütung erhöht seine Heilungschancen.

Mit den modernen Operationstechniken ist ein Standard erreicht worden, der kaum noch gesteigert werden kann. So sind auch schwierige Operationen nur selten ein Wagnis. Blase, Magen oder Speiseröhre können, wenn nötig, ganz oder teilweise ersetzt werden. Das kann zwar die Lebensführung beeinträchtigen; zu bedenken ist aber auch, dass eine Operation der sicherste Weg zur Heilung ist.

Für alle Operationen gilt der Grundsatz: So viel wie nötig, so wenig wie möglich. Eine Geschwulst lässt sich selten ganz genau abgrenzen. Viele Tumoren wachsen invasiv, infiltrierend; es können also Ausläufer ins gesunde Gewebe vorgeschoben sein. Deshalb muss je nach Krebsart ein Teil des umgebenden Gewebes mitentfernt werden. Dieser Sicherheitsabstand ist nötig, um alle Tumorzellen zu erfassen. Vorsichtshalber werden die angrenzenden Lymphknoten untersucht und im Verdachtsfall entfernt, denn in tumornahen Lymphknoten siedeln sich Krebszellen ab.

Eine neue Heilungschance bieten auch *Zweitoperationen.* Örtliche Rezidive, z.B. bei Brust- oder Hautkrebs, lassen sich chirurgisch entfernen. Auch einzeln auftretende Metastasen, etwa in der Leber oder der Lunge, können manchmal operativ beseitigt werden.

Auch *Teiloperationen* sind hilfreich. Da viele Krebserkrankungen erst spät entdeckt werden, kann es vorkommen, dass der Chirurg nicht alles Tumorgewebe vollständig herausschneiden kann, weil er sonst angrenzende Organe zerstören müsste. Mit Teiloperationen kann die Tumormasse jedoch so verkleinert werden, dass ergänzende Therapien wirksamer werden. Das gilt besonders für die Immuntherapie.

Ist eine Geschwulst wegen ihrer Größe oder ihrer Lage schwierig zu operieren, kann versucht werden, den Tumor durch eine vorausgehende Chemo- oder Strahlentherapie oder auch eine Hyperthermie (Überwärmungstherapie, siehe S. 47 ff.) so zu verkleinern, dass er operabel wird. Damit kann zum Beispiel vermieden werden, dass bei Krebs am Enddarm ein künstlicher Darmausgang nötig wird.

Auch bei Lungenkrebs wird diese präoperative Chemotherapie versucht. Bei Brustkrebs ist sie schon fast die Regel. Bei Knoten ab einer Größe von zwei Zentimetern wird sie immer häufiger durchgeführt. Man verspricht sich davon bessere Ergebnisse bei der Brust erhaltenden Operation. Auch das Risiko eines späteren Rückfalls scheint so gemindert zu werden.

In fortgeschrittenen Krankheitsstadien kann der Chirurg meist nur lindernd eingreifen, indem er Metastasen oder Tumorteile herausschneidet, die heftige Beschwerden auslösen oder die das Leben des Patienten akut bedrohen wie etwa ein Darmverschluss.

Bei solchen *Linderungsoperationen*, manchmal auch bei Zweitoperationen, muss abgewogen werden, ob die Belastungen des Eingriffs oder von notwendigen Verstümmelungen in einem tragbaren Verhältnis zum oft nur kurzfristigen Erfolg stehen. Die Entfernung von Metastasen aus der Leber oder der Lunge nutzt nur vorübergehend, wenn auch schon andere Organe von Metastasen befallen sind.

Bestrahlungen – oft hilfreich

Bestrahlungen sind – wie die Operation – zu einem weitgehend gesicherten und standardisierten Verfahren in der Krebsbehandlung geworden. Bei den systemischen Krebserkrankungen (Leukämien, Lymphome) lassen sich, oft in Kombination mit der Chemotherapie, Heilungen erreichen. Adjuvant, also begleitend können Bestrahlungen eine Operation wirksam ergänzen, denn verbliebene Tumorreste lassen sich so beseitigen oder verkleinern. Auch bei inoperablen Tumoren, zum Beispiel der Lunge, oder bei Metastasen in den Knochen oder im Gehirn ist eine Bestrahlung Erfolg versprechend. Manchmal, so bei Magenkrebs, wird auch während der Operation bestrahlt.

Nach Brustkrebsoperationen, bei denen nicht die gesamte Brust entfernt wurde (Brust erhaltende Operation), wird zur Rückfall-Verhütung fast immer bestrahlt. Die Häufigkeit von örtlichen Rezidiven kann dadurch um etwa 30 Prozent gesenkt werden, nicht jedoch das Auftreten von Fernmetastasen. Da bei dieser örtlich begrenzten Bestrahlung die Nebenwirkungen sehr gering sind, wird sie allen Patientinnen empfohlen, auch wenn sich nicht genau sagen lässt, ob das im Einzelfall nötig wäre.

Für die Strahlentherapie gibt es je nach Krebsart verschiedene Anwendungsformen. Am häufigsten erfolgt sie mit Großgeräten (»Strahlenkanonen«). Die Strahlenquelle kreist ganz oder halbseitig um den Patienten herum. Die Strahlen treffen dabei immer genau den Tumor, durchdringen gesundes Gewebe aber von wechselnden Seiten, so dass dieses sehr viel weniger belastet wird. Bei Bestrahlungen der Brust schützt man das empfindliche Lungengewebe, indem man das Strahlenbündel durch Bleiklötze so eingrenzt, dass nur die Brustdrüse getroffen wird.

Bei anderen Formen der Strahlentherapie wird eine kleine Strahlenquelle direkt in das betroffene Organ eingelegt, so bei Erkrankungen der Eierstöcke. Diese Strahlen haben nur eine geringe Eindringtiefe und lassen gesundes Gewebe weitgehend verschont. Genutzt werden Strahlen auch als »Cocktail«. Der Patient bekommt radioaktive Substanzen zu trinken. Diese Substanzen reichern sich im Tumorgewebe an. Therapeutisch geschieht das bei Schilddrüsenkrebs, diagnostisch zur Suche nach Knochenmetastasen. Diesen Vorgang nennt man Szintigraphie.

Nebenwirkungen der Strahlentherapie

Mit hohem technischem Aufwand und Computer-gesteuerten Strahlenbündeln wird versucht, die Nebenwirkungen gering zu halten. Ganz vermeiden lassen sie sich nicht, da die hoch energetischen Strahlen fast immer auch gesundes Gewebe treffen. Das Ausmaß der Nebenwirkungen hängt von der verabreichten Strahlendosis ab, von der Empfindlichkeit der bestrahlten Körperregion sowie von der individuellen Verträglichkeit.

Bei der Bestrahlung nach einer kleinen Brustoperation kommt es selten zu heftigen Beschwerden, da Fettgewebe, das einen Großteil des Brustgewebes ausmacht, gegenüber Strahlen sehr unempfindlich ist. Auch gezielte Knochenbestrahlungen werden meist gut vertragen, sofern nicht mit Schleimhäuten ausgekleidete Organe mitbetroffen werden, etwa im Bereich des Beckens, des Brustkorbs oder des Halses.

Heftig und oftmals quälend können die Nebenwirkungen sein, wenn innere Organe bestrahlt werden müssen. Sie sind alle mit Schleimhäuten ausgekleidet, die sehr empfindlich reagieren. Solche Strahlenschäden sind vor allem:

- Die Schädigung der Schleimhäute führt zu schmerzhaften Reizungen oder gar zu akuten oder chronischen Entzündungen.

- Als Folge der Schleimhautschäden kann es zu Funktionsstörungen der Organe im Bestrahlungsbereich kommen. Bei Bestrahlungen des Bauchraums (Darmkrebs) treten häufig Durchfälle auf. Werden Niere oder Blase bestrahlt oder mitbetroffen, kommt es zu Schwierigkeiten beim Wasserlassen. Bestrahlungen der Lunge führen zu Atemnot und solche des Rachens zu Schluckbeschwerden, die manchmal das Essen fester Nahrung erschweren.

- Schädigungen des Blutbildes durch die Strahlentherapie sind meist nicht so ausgeprägt wie bei einer Chemotherapie. Die Strahlen treffen ja nur die den Strahlenbereich durchfließenden Blut- und Abwehrzellen. Sie werden vom Körper relativ schnell erneuert.

- Die Haut wird gereizt, und es kann zu – meist nur leichten – Verbrennungserscheinungen kommen. Die Haut bedarf während der Bestrahlung einer besonderen Pflege.

- Jede Bestrahlung bedeutet für den Organismus eine Belastung, die sich in Erschöpfung und Müdigkeit äußert.

Die Nebenwirkungen bei Bestrahlungen treten meist nur während der Behandlungen auf und klingen nach Tagen oder Wochen wieder ab. Bei etwa fünf bis zehn Prozent der Patienten kann es jedoch zu *Spätschäden* kommen, vor allem nach intensiven Bestrahlungen des Unterleibs, des Bauchraums, der Lunge oder der Hals- und Rachenregion. Es entwickeln sich chronische Entzündungen, Vernarbungen oder Gewebenekrosen (dauerhafte Zerstörung von Gewebe). Die empfindlichen Schleimhäute des Darms, der Harnwege oder der Geschlechtsorgane verkümmern, schrumpfen oder verbacken miteinander, es bilden sich Fisteln oder Geschwüre. Diese Folgen zeigen sich oft erst Monate nach der Behandlung und sind schwer zu therapieren.

Bestrahlungen sind umso wirksamer, je besser der Organismus mit Sauerstoff versorgt ist. Bei anämischen Patienten, die an Blutarmut leiden, wird daher häufig das Blut bildende Nierenhormon EPO verabreicht. Auch eine parallel durchgeführte Sauerstoff-Behandlung kann die Gewebe mit Sauerstoff sättigen. Das erhöht nicht nur die Wirkung, sondern schützt auch vor Nebenwirkungen.

Wie Strahlenschäden medizinisch und durch Selbsthilfe gemildert werden können, ist im Kapitel »Wie lassen sich Nebenwirkungen mildern oder verhüten?« ab Seite 176 näher ausgeführt.

Chemotherapie – nur wenn nötig

Die Chemotherapie hat in der Krebsmedizin den breitesten Anwendungsbereich. Sie wird bei den meisten Patienten irgendwann im Verlauf der Erkrankung angewandt: kurativ, um eine Heilung zu erreichen, adjuvant, um die Ergebnisse einer Operation oder Bestrahlung zu verbessern, oder palliativ, um Beschwerden zu lindern.

Bei der Chemotherapie werden Zytostatika eingesetzt. Diese Zellgifte sind aus chemischen, mineralischen oder pflanzlichen Substanzen entwickelt worden. Sie blockieren die Zellteilung und führen so zum Absterben der Zelle. Die Wirksamkeit bei Krebs kommt dadurch zustande, dass sich Krebszellen sehr viel öfter teilen als normale Zellen. Es werden daher bei jedem Therapiezyklus mehr Tumorzellen als gesunde Zellen zerstört. Da sich die Zellen einer Geschwulst nicht alle zur gleichen Zeit teilen, wird die Behandlung in mehreren Zyklen wiederholt, und es werden meist einige Zytostatika kombiniert, so etwa als CMF-Schema bei Brustkrebs. Jedes der drei Mittel (Cyclophosphamid, Methotrexat, Fluorouracil) schädigt Krebszellen in einer anderen Teilungsphase.

Die Nebenwirkungen auf gesunde Zellen begrenzen den Einsatz der Zytostatika. Mitbetroffen und geschädigt werden vor allem gesunde Körperzellen, die sich ebenfalls häufig teilen. Dazu gehören die Schleimhäute und die Haarwurzeln. Besonders empfindlich jedoch reagiert das Knochenmark, in dem die Blut- und Abwehrzellen gebildet werden. Eine zu starke Schädigung dieser Zellen kann ernste Folgen haben. Dadurch werden Chemotherapien oft zu einer Gratwanderung zwischen Nutzen und Schaden.

Um dem Körper Zeit zur Erholung zu geben, wird die Behandlung in Zyklen, die einmal pro Woche oder jede zweite Woche erfolgen, durchgeführt. Üblich sind sechs Zyklen, es können aber auch mehr sein. Oft lässt sich schon nach dem dritten Zyklus sagen, ob die Therapie wirkt oder nicht. Spricht der Tumor nicht an, bricht man die Behandlung ab. Die Zytostatika werden per Infusion verabreicht, bei einer »milden Chemotherapie« in Tablettenform. Es gibt über 30 verschiedene Mittel; zu den neuesten gehören die Taxole, die halbsynthetisch aus der Eibenrinde gewonnen werden. Sie blockieren die Zellteilung über einen anderen Mechanismus und werden daher oft eingesetzt, wenn andere Zytostatika versagen. Ihre Nebenwirkungen sind jedoch ähnlich heftig.

Die Ansprechraten einer Chemotherapie liegen – mit wenigen Ausnahmen – zwischen 30 bis 60 Prozent. Es lässt sich nicht vermeiden, dass viele Patienten behandelt werden, ohne dass sie davon profitieren. Für Brust- und Eierstockkrebs gibt es jetzt einen Chemo-Sensibilitätstest. So kann vorher festgestellt werden, auf welches Zytostatikum die Tumorzellen am besten ansprechen. Die Ansprechrate kann dadurch deutlich erhöht werden.

Wie wirksam ist die Chemotherapie?

»Nicht jede Therapie, die wirkt, nützt auch dem Patienten.«

Prof. Franz Porzsold, Tumorzentrum Ulm

Auf die Chemotherapie kann trotz mancher Bedenken nicht verzichtet werden. Nach Angaben in der Literatur trägt die Chemotherapie allein oder in Kombination mit Operation oder Bestrahlung bei fünf bis zehn Prozent der Krebserkrankungen zur Heilung bei. Ebenso häufig kann eine Lebensverlängerung erreicht werden.

- *Eine Heilung ist möglich* und in vielen Fällen auch erreichbar bei Tumoren im Kindesalter und bei den systemischen Erkrankungen (Leukämien,

Lymphome), ebenso bei Hoden- und dem seltenen Chorionkrebs, der an der Gebärmutter oder den Hoden auftreten kann. Gut wirksam ist sie auch bei Sarkomen, die vom Bindegewebe oder von den Knochen ausgehen. Oft wird die Chemotherapie auch mit Bestrahlungen und/oder Operationen kombiniert.

- *Eine Lebensverlängerung* kann bei einigen fortgeschrittenen Erkrankungen erreicht werden, also bei Tumoren, die nicht operiert werden können oder die Metastasen gebildet haben. Dazu gehören das kleinzellige Bronchialkarzinom, das Ovarialkarzinom (Eierstockkrebs) und Brustkrebs.

- *Zur Verhütung von Metastasen,* also nach einer Operation eingesetzt, kann eine adjuvante Chemotherapie bei einigen Krebsarten das Auftreten von Rückfällen vermindern oder verzögern, so bei Erkrankungen des Darms, der Brust oder der Eierstöcke.

Bei den häufigsten Organtumoren bleibt die Wirksamkeit der Chemotherapie jedoch beschränkt. Bei der Behandlung von Metastasen kann eine Chemotherapie zu Remissionen (Rückbildungen) führen. Diese halten jedoch oft nicht lange an, und selbst Onkologen sind sich nicht einig darüber, ob das auch immer zu einer Lebensverlängerung führt und ob nicht mit sanfteren Therapien Gleiches zu erreichen ist.

Im klinischen Alltag wird die Chemotherapie immer häufiger angewandt, vor allem als präoperative Chemotherapie zur Verbesserung der Operationsergebnisse und als adjuvante Chemotherapie nach der Operation zur Verhütung von Rückfällen. Die Onkologen fühlen sich dazu ermutigt, weil neue Mittel und neue Zytostatika-Kombinationen in ersten Studien verbesserte Ergebnisse zeigen. Auch können die Nebenwirkungen durch wirksame Anti-Brechmittel und Blut bildende Arzneien besser als früher beherrscht werden.

Die »Erfolgsarmut« der Chemotherapie hängt mit dem Prinzip dieser Behandlung zusammen. Die Tumorzellen in einer Geschwulst teilen sich nicht alle gleichzeitig. Die Zytostatika schädigen aber nur die im Teilungsstadium befindlichen Zellen. Zellen, die gerade ruhen, werden nicht betroffen. Bei jedem Therapiezyklus bleiben daher Krebszellen übrig, oft solche, die gegen die Zellgifte resistent geworden sind. Diese veränderten Krebszellen wuchern dann oft besonders aggressiv. Das ist ein Grund dafür, dass durch eine Chemotherapie erreichte Rückbildungen nicht immer zu einer Lebensverlängerung führen.

Privatdozent Dr. Dr. Ulrich Abel vom Institut für medizinische Biometrie der Universität Heidelberg wertete 1995 alle Studien über die Chemotherapie bei fortgeschrittenen Tumorleiden aus und zog folgendes Resümee:

»Es gibt, abgesehen vom kleinzelligen Bronchialkarzinom und dem Ovarialkarzinom, keine Belege dafür, dass eine alleinige Chemotherapie bei Patienten mit epithelialen Tumoren das Leben verlängert. Für die Anwendung der Chemotherapie bei beschwerdefreien Patienten gibt es keine gute wissenschaftliche Grundlage.«

Diese Aussage bezieht sich auf Tumoren, die vom Epithel, also den Deckschichten der Haut und den Schleimhäuten, ausgehen. Sie machen 80 Prozent aller Erkrankungen aus. Dazu gehören fast alle Tumoren an folgenden Organen: Mund, Rachen, Luftröhre, Lunge, Magen, Darm, Brust, Blase, Eierstöcke, Gebärmutter, Speiseröhre, Bauchspeicheldrüse und Leber.

Krebsarten, bei denen eine Chemotherapie gut wirksam ist, sind vor allem Lymphome, Leukämien, Sarkome, Chorion- und Hodenkrebs.

Nebenwirkungen der Chemotherapie

Da die Zytostatika bei der Behandlung in den ganzen Körper gelangen (systemische Chemotherapie), sind auch die Nebenwirkungen systemisch. Die Zellgifte wirken sich auf den gesamten Organismus aus.

Gravierende, häufig langfristige Schäden richtet eine Chemotherapie an den Blut bildenden Stammzellen im Knochenmark an. Dies hat erhebliche Folgen:

- Es werden nicht mehr genug Abwehrzellen (Leukozyten und Lymphozyten) gebildet. Die körpereigene Abwehr erlahmt oder wird ganz ausgeschaltet. Die Anfälligkeit für Infektionen steigt. Diese Abwehrschwächung kann bei massiver Chemotherapie durch ›Wachstumsfaktoren‹ (siehe Zytokine, S. 60) ausgeglichen werden. Sie regen die Neubildung von Blutzellen an.
- Der Abfall der Blutplättchen (Thrombozyten) vermindert die Gerinnungsfähigkeit des Blutes. Es kann zu Blutungen in Organen (Magen, Darm, Nieren) oder der Haut kommen. Bei Verletzungen drohen Blutungen oder Blutergüsse. Entzündungen werden begünstigt.
- Die Zahl der roten Blutkörperchen (Erythrozyten) sinkt ab. Da diese den Sauerstoff aus der Lunge in den ganzen Körper transportieren, können Atemnot, Müdigkeit und Erschöpfung die Folge sein.

Die Schwere dieser Nebenwirkungen hängt von der Dosis und der Dauer der Therapie ab. Nach einer leichten, adjuvanten Chemotherapie kann sich das Abwehrsystem schon in sechs bis acht Wochen regenerieren. Nach massiver Zytostatika-Behandlung kann das jedoch Monate oder sogar Jahre dauern.

Andere, zum Teil mit diesen Schäden am Blutbild zusammenhängende Nebenwirkungen der Chemotherapie sind:

- Entzündungen der inneren Schleimhäute im Rachen, im Magen-Darm-Kanal, in den Harnwegen oder den Geschlechtsorganen; erhöhte Neigung zu Blutungen innerer Organe, *insbesondere* bei Verletzungen
- Übelkeit, Erbrechen, Appetitlosigkeit
- Durchfälle, Verstopfung
- Haarausfall (durch die Schädigung der Haarwurzeln)
- Müdigkeit und Erschöpfung
- chronische Organschäden, z.B. an Herz, Lunge oder Nieren

Diese Nebenwirkungen können in unterschiedlicher Schwere auftreten. Das hängt auch von der individuellen Verträglichkeit ab. Viele Patienten haben nur wenige Beschwerden, bei anderen muss die Therapie eingeschränkt oder abgebrochen werden.

Auf die Möglichkeiten, die Nebenwirkungen medikamentös oder durch Selbsthilfe zu vermindern, wird im Kapitel »Wie lassen sich Nebenwirkungen mildern oder verhüten?« ab Seite 176 eingegangen.

Hochdosis-Chemotherapie

Fortschritte bei der Behandlung mit Zytostatika erhoffen sich die Onkologen von der Hochdosis-Therapie. Sie ist möglich geworden, seit es Mittel gibt, um Schäden am Blutbild und am Immunsystem schneller zu beheben. Gerade diese Nebenwirkungen setzten bislang einer zytostatischen Therapie enge Grenzen bei der Dosierung und der Dauer.

Bei dieser speziellen Form der Chemotherapie werden die Zellgifte drei- bis sechsmal höher als normal dosiert. Zunächst werden zwei oder drei übliche Therapiezyklen verabreicht, um zu prüfen, ob der Tumor auf die Zytostatika anspricht, und um die Geschwulst zu verkleinern. Gleichzeitig wird durch die Gabe von Wachstumsfaktoren (siehe Zytokine, S. 60) die Produktion von Blut bildenden Stammzellen angeregt. Sie sind die »Mutterzellen« aller Blut- und Abwehrzellen. Die Stammzellen werden aus dem Blut herausgefiltert und vermehrt. Nach Abschluss der Hochdosis-Therapie bekommt sie der Patient zurückgespritzt. Die von den Zytostatika zerstörten Blut- und Abwehrzellen bilden sich schnell aus den gesunden Stammzellen nach.

Angewandt wird die Hochdosis-Therapie derzeit noch vorwiegend im Rahmen von Studien, so bei fortgeschrittenem Brustkrebs, bei Eierstockkrebs und beim kleinzelligen Lungenkarzinom. Bisher zeigte sich, dass es häufiger als sonst zu Rückbildungen des Tumors kommt und dass diese auch länger anhalten. Von Vorteil ist, dass die Behandlung nach etwa acht Wochen abgeschlossen werden kann, während sich die übliche Chemotherapie über 25 Wochen und mehr hinzieht. Ob die Hochdosis-Therapie zu einer nennenswerten Lebensverlängerung führt, ist nicht sicher. Die bisherigen Ergebnisse sind enttäuschend. Nur beim Non-Hodgkin-Lymphom sind die Ergebnisse so überzeugend, dass diese Behandlung schon als Standard anzusehen ist (siehe S. 169).

Die *Nebenwirkungen* gleichen denen bei der üblichen Chemotherapie, können aber heftiger sein. Zwar können die Schäden am Blutbild weit gehend behoben werden, über andere Nachwirkungen bestehen jedoch noch Unklarheiten. Zu befürchten sind bleibende, schwere Organschäden. Auch unter Onkologen ist die Behandlung noch umstritten.

Regionale Chemotherapie

Die regionale Chemotherapie ist eine Behandlung mit dem Ziel, die Wirkung von Zytostatika auf den Tumor zu erhöhen, die Nebenwirkungen auf den gesamten Organismus hingegen zu mindern. Sie wird bei fortgeschrittenen Erkrankungen angewandt.

Das von Metastasen befallene Organ oder der betroffene Körperbereich wird vom Kreislauf des Patienten abgetrennt und über eine Herz-Lungen-Maschine mit Blut versorgt, dem hoch dosiert Zytostatika untergemischt werden. Danach wird die Geschwulst »embolisiert«, d. h. die zuführenden und abführenden Blutgefäße des Organs werden durch spezielle Methoden vorübergehend verstopft. Die Zellgifte können das Tumorgewebe nicht verlassen und bleiben dort länger wirksam.

Die Behandlung ist technisch aufwendig und für den Patienten belastend. Sie ist nur unter bestimmten Voraussetzungen möglich: Der vom Tumor befallene Bereich muss regional begrenzt sein, der Tumor muss auf Zytostatika ansprechen, und der Patient muss sich in einem guten Allgemeinzustand befinden.

Mit guter Erfolgsaussicht lassen sich Leberkrebs und Lebermetastasen behandeln, ebenso Sarkome, die an Armen oder Beinen auftreten. Möglich ist die Therapie auch bei Erkrankungen im Unterleib oder im Brustbereich.

Die regionale Chemotherapie wird in verschiedenen Tumorzentren durchgeführt, so an den Universitätskliniken Essen, Frankfurt, Hannover, Köln, München und Ulm. Auf die Behandlung spezialisiert ist das Paulinenstift in Wiesbaden.

Ergänzende Tumor zerstörende Therapien

In den letzten Jahren sind verschiedene Behandlungsformen entwickelt oder praxisreif geworden, die das Behandlungsspektrum der klassisch-konventionellen Medizin beträchtlich erweitern. Sie sind nicht bei allen Tumorarten und Erkrankungsstadien gleichermaßen anwendbar, können aber Operation, Bestrahlung oder Chemotherapie wirksam ergänzen und ihnen in Einzelfällen sogar überlegen sein. Bei fortschreitenden Erkrankungen lassen sich oftmals langfristige Tumorrückbildungen erreichen, bis hin zu Heilungen. In anderen Fällen können sie dem Patienten belastende Therapien oder verstümmelnde Operationen ersparen.

Hyperthermie

Seit langem ist bekannt, dass Tumorzellen besonders hitzeempfindlich sind. Schon in den 20er Jahren wurde versucht, sie durch Überwärmung zu bekämpfen. Erst seit zehn Jahren gibt es jedoch Geräte, mit denen die notwendigen Temperaturen auch in der Tiefe des Körpers erreichbar sind. Als Hyperthermie gelten alle Verfahren, bei denen die Überwärmung des Körpers oder des Tumorbereichs durch Mikro- oder Radiowellen sowie durch Infrarotstrahler von außen bewirkt wird. Im Unterschied dazu kommt es durch die Fiebertherapie (siehe S. 80) zu einer »inneren Überwärmung«.

Die Hyperthermie hat sich in den letzten Jahren vielfach bewährt. In 14 Tumorzentren laufen Studien mit 19 Tumorarten. In vielen anderen Kliniken wird sie angewandt. Am wirksamsten ist sie, wenn sie mit anderen Behandlungen kombiniert wird, mit Bestrahlungen, mit einer Chemotherapie oder einer Immuntherapie. Die Wirksamkeit dieser Therapien lässt sich dadurch erheblich steigern. In Holland gilt die Kombination von Bestrahlung und Überwärmung bei der Behandlung von Zervix-Karzinomen als Standard.

Die Schädigung von Tumorzellen beginnt bei etwa 40 °C. Studien und Erfahrungen zeigen jedoch, dass für eine wirksame Therapie im Tumor

Temperaturen zwischen 41,5 ° und knapp über 42 °C erreicht werden sollten. An den Zellwänden kommt es zu Veränderungen durch so genannte Hitzeschockproteine. Die Krebszellen reagieren nun sehr viel wirksamer auf Zytostatika, Strahlen und Killerzellen des Immunsystems. Gesunde Körperzellen werden bei diesen Temperaturen nicht geschädigt.

Wirksamkeit und Nebenwirkungen

Die Hyperthermie wird in der Regel 3- bis 6-mal angewandt. Es können je nach Krebsart und Lokalisation langfristige Remissionen erreicht werden. Das trifft vor allem auf die regionale Tiefen-Hyperthermie (siehe S. 49) zu, die damit in geeigneten Fällen einer alleinigen Chemotherapie überlegen wäre. Bei einigen dieser Patienten kann die Hyperthermie zur Heilung beitragen. Die Wirksamkeit der Ganzkörper-Hyperthermie (s. u.) ist noch nicht so gut abgesichert. Schwierig ist es vor allem, die hohe Temperatur für eine Stunde im gesamten Tumorbereich aufrechtzuerhalten.

Bei sachgerechter Anwendung mit modernen Geräten hat die Hyperthermie keine gravierenden *Nebenwirkungen*. Um Verbrennungen an der Haut zu verhindern, werden die Wärmestrahlen durch kühlende Wasserkissen geleitet. Bei der Ganzkörper-Hyperthermie ist eine ständige Überwachung von Herz und Kreislauf nötig. Während der Überwärmung können Beschwerden wie bei Fieber auftreten. Eine sachgemäße Hyperthermie ist technisch aufwendig und sollte nur in Kliniken oder speziell ausgerüsteten Praxen durchgeführt werden (siehe Adressen ab S. 201). Die Kostenerstattung vorher bei der Krankenkasse klären.

Je nach dem Stadium der Erkrankung sowie der Ausbreitung und Lage des Tumors werden folgende unterschiedliche Verfahren eingesetzt.

Ganzkörper-Hyperthermie (GHT)

Diese Behandlung wird meist angewandt, wenn das Krebsleiden generalisiert ist, also Metastasen an mehr als einer Stelle vorliegen oder vermutet werden. Sie ist jedoch auch bei regional begrenztem Tumorgeschehen möglich. Mit Ausnahme des Kopfes wird der gesamte Körper überwärmt. Als Wärmequellen dienen Infrarot-Strahler. Damit können mit guten Geräten im Organismus Kerntemperaturen von 41,5 °C bis knapp 42 °C erreicht werden. Während der Behandlung wird der Patient medikamentös leicht ruhig gestellt. Herz, Kreislauf und andere Körperfunktionen werden laufend überwacht. Die Anwärmphase dauert etwa 1 Stunde, ebenso lange die eigentliche Überwärmungsphase. Dafür sind teure und technisch komplizierte Geräte notwendig.

Die Überwärmung erfolgt auf unterschiedliche Weise. Einige Kliniken (Lübeck, Hamburg) verwenden Wärmeröhren mit hoher Luftfeuchtigkeit. Bei der von Professor von Ardenne entwickelten systemischen Krebs-Mehrschritt-Therapie (sKMT) wird der Patient auf einer allseits zugänglichen Netzliege erwärmt. Bei der sKMT werden neben Zytostatika in bestimmten Therapiephasen auch noch hoch konzentrierte Zuckerlösungen und Sauerstoff gegeben. Dadurch soll die Hitzewirkung verstärkt werden.

Weniger aufwendig ist die *Infrarot-Hyperthermie* in einem allseitig geschlossenen Wärmebett, das ringsum durch Aluminiumfolien isoliert ist. Da die Aufwärmphase 2–3 Stunden beträgt, dauert die ganze Behandlung 5–8 Stunden. Auf diese Weise sind Körpertemperaturen bis etwa 41,5 °C erreichbar. Meist wird diese Form jedoch zur Unterstützung einer Fiebertherapie durchgeführt (siehe S. 80), mit moderaten Temperaturen von 39 ° bis 40 °C. Das führt zu einer allgemeinen Mobilisierung der Abwehrkräfte.

Regionale Tiefen-Hyperthermie (RTHT)

Bei örtlich begrenzten Tumorleiden bringt die regionale Tiefen-Hyperthermie erhebliche Vorteile. Der Patient wird weniger belastet, und am Tumor können höhere Temperaturen erreicht werden. Bei diesem Verfahren wird nur der Tumorbereich gezielt überwärmt. Die Strahler sind in einem Ring angeordnet, in den der Patient hineingeschoben wird, oder sie werden äußerlich angelegt. Die Strahlen werden dabei so fokussiert, dass sie sich im Tumorbereich bündeln und dort Temperaturen bis 42 °C erzeugen. Sehr erfolgreich kann die RTHT bei Tumoren im Becken (Enddarm, Eierstöcke) oder in der Leber (auch Metastasen) sein, ebenso bei Sarkomen. Erste gute Erfahrungen liegen auch bei der Behandlung von Tumoren oder Metastasen in der Lunge, im HNO-Bereich oder im Gehirn vor. Grundsätzlich lassen sich damit alle örtlich begrenzten Tumoren behandeln.

Intraperitoneale Perfusions-Hyperthermie (IPHT)

Für die Behandlung von diffus im Bauchraum oder in anderen Hohlräumen (Blase) auftretenden Metastasen wurde die IPHT entwickelt. Der Hohlraum (Leib, Blase) wird wie bei einer Dialyse mit einer 45 °C heißen physiologischen Kochsalzlösung durchspült, der Zytostatika beigegeben werden. Zwischen Zwerchfell und Enddarm verstreut liegende Krebsnester können so erfasst werden. Die Behandlung wird bei fortgeschrittenen Erkrankungen des Magens, der Eierstöcke oder des Darms mit einem Befall von Lymphknoten oder bei Aszites (tumoröse Wasseransammlungen im Bauchraum) angewandt. Erst wenige Kliniken experimentieren mit der Behandlung. Bei Patienten, bei denen andere Therapien nicht möglich waren, konnten Rückbildungen des Tumors erreicht werden. Bei Blasenkrebs kann in manchen Fällen eine Entfernung der Blase vermieden oder aufgeschoben werden. Über Langzeitergebnisse lässt sich noch wenig sagen.

Prostata-Hyperthermie

Bei gutartigen und bösartigen Wucherungen der Vorsteherdrüse wird die Hyperthermie zunehmend genutzt. Ihr Vorteil ist, dass Operationsfolgen wie Inkontinenz (unwillkürlicher Harnabgang) oder Impotenz vermieden werden können. Ein Katheter wird so in die Harnröhre eingeschoben, dass ein Mikrowellenstrahler direkt an der Prostata zu liegen kommt. Das erhitzte Tumorgewebe verschmort. Es kann jedoch nicht sichergestellt werden, dass auch alle Krebszellen durch die Hitze erreicht und abgetötet werden. Die Behandlung ist einfach und dauert 1 bis 3 Stunden. Sie kann wiederholt werden.

Leber-Thermotherapie

Eine besondere Form der Überwärmung, die Thermotherapie, ist bei Leberkrebs oder Metastasen in der Leber möglich. Eine Sonde wird direkt in die Geschwulst eingeführt und diese auf Temperaturen bis 90 Grad erhitzt. Das Tumorgewebe verschmort und wird vom Körper abgebaut. Die Hitze wird als Hochfrequenz-induzierte Thermotherapie (HITT) oder als Laser-induzierte Thermotherapie (LITT) zugeführt. Es lassen sich bis zu vier oder fünf Geschwülste mit bis zu fünf Zentimeter Durchmesser behandeln. Der richtige Sitz der Sonde wird über Bild gebende Verfahren kontrolliert. Die Behandlung hat kaum Nebenwirkungen, ist ambulant möglich und wird in Tumorzentren und Krankenhäusern durchgeführt.

Kältechirurgie (Vereisung)

Eine Renaissance erlebt die Kryochirurgie, die Zerstörung von Tumorgewebe durch Vereisung (Kryo = Kälte). Durch neue technische Entwicklungen ist es möglich geworden, ähnliche Erfolge wie mit einer Operation zu erreichen, vor allem bei Prostata- und Leberkrebs.

Die Vereisung erfolgt durch wenige Millimeter dicke Sonden, die mit optischer Hilfe von Ultraschallgeräten in die Geschwulst eingeführt werden. Zur Abtötung von Krebszellen sind Minustemperaturen von 50 °C notwendig. Mit einer einzigen Kühlsonde kann eine Geschwulst von etwa 2 cm Durchmesser zuverlässig vereist werden. Bei größeren Geschwülsten sind mehrere Sonden notwendig. Die Sonden werden mit flüssigem Stickstoff durchspült, der das umliegende Tumorgewebe innerhalb weniger Minuten gefrieren lässt. Das vereiste Gewebe stirbt ab und vernarbt. Die zerfallenen Tumorzellen lösen außerdem wie bei der Tumorimpfung (siehe S. 72) eine Immunreaktion aus. Es wurde beobachtet, dass sich auch nicht direkt mit flüssigem Stickstoff behandelte Metastasen verkleinerten, offensichtlich, weil die Abwehrzellen aktiviert wurden.

Die Behandlung selbst verursacht keine nennenswerten Beschwerden. Das Einführen der Sonden in die Geschwulst kann bei der Leberbehandlung jedoch schmerzhaft sein. Frostschäden an gesundem Gewebe werden kaum beobachtet. Es liegen sehr gute Erfahrungen bei der Behandlung von Prostata- und Leberkrebs vor. Kältetherapien bei Leberkrebs sind an den Uni-Kliniken Frankfurt (Prof. Lorenz) und Mainz (Prof. Junginger) möglich, Postata-Vereisungen führt Prof. Engelmann an der Uniklinik in Köln durch.

Elektro-Chemotherapie (ECT)

Bei einigen Krebsarten kann die Elektro-Chemotherapie (ECT) eine Operation wirksam ergänzen oder gar ersetzen. Gute Erfolge können bei Tumoren erzielt werden, die direkt in oder unter der Haut liegen oder mit Sonden erreichbar sind. Die auch als »Galvano-Therapie« bezeichnete Behandlung wurde zunächst bei Blasenkrebs angewandt. Eine biologische Substanz, Proflavin, wird in den Tumor eingeschleust, um die Zellen empfindlich für Strom zu machen. Anschließend werden elektrische Sonden beiderseits am Krebsknoten angelegt, und dieser wird für etwa 15 Minuten mit schwachem Gleichstrom durchflutet. Auch Zytostatika können zur Verstärkung der Wirkung in das Tumorgewebe eingebracht werden. Die Geschwülste dürfen jedoch nicht größer als 3 cm im Durchmesser sein.

In klinischen Studien zeigte sich, dass Krebsknoten unter dieser Behandlung meist innerhalb weniger Tage vollständig verschwinden und nur eine Narbe zurücklassen.

Besonders segensreich kann die Elektro-Chemotherapie jedoch bei Geschwülsten im Gesicht, am Kiefer oder im Halsbereich sein. Die chirurgische Behandlung ist häufig äußerst kompliziert und kann Verstümmelungen hinterlassen. Bei der Elektro-Chemotherapie bleiben meist nur kaum sichtbare Narben zurück. Möglich ist die Behandlung auch bei kleinen, oberflächlichen Mammakarzinomen. Bei Lungen- und Lebermetastasen, gynäkologischen Tumoren und Weichteilsarkomen wird dieses Verfahren derzeit ausprobiert. Es wird erst von wenigen Ärzten praktiziert, so in der Klinik St. Georg in Bad Aibling (siehe Adressen ab S. 201). Die Kostenerstattung vorher mit der Krankenkasse klären.

Laser-Therapie

Die Behandlung mit Laserstrahlen hatte lange Zeit nur eine untergeordnete Bedeutung. Dank verbesserter Technik wird sie jedoch zunehmend angewandt, vorwiegend bei Präkanzerosen oder noch kleinen Geschwülsten im Frühstadium. Auch bei Spätstadien zur Linderung von Beschwerden wird die Laser-Therapie eingesetzt. Voraussetzung für eine Laser-Behandlung ist, dass die Geschwülste direkt von außen oder durch Sonden erreichbar sind. Der Krebsknoten wird durch den heißen Lichtstrahl unblutig herausgeschnitten, das angrenzende Gewebe verschmort und vernarbt.

Sehr hilfreich kann sie zum Beispiel sein, wenn Geschwülste die Speiseröhre oder die Luftröhre zu verstopfen drohen. Die behindernden Wucherungen können durch die Hitzestrahlen des Lasers weggeschmort oder stark verkleinert werden.

Kurativ ist eine Behandlung bei früh erkanntem Kehlkopfkrebs möglich, wie sie seit Jahren in der HNO-Klinik der Universität Göttingen praktiziert wird. Die Ergebnisse sind oftmals günstiger als mit einer Operation, weil Beeinträchtigungen der Stimmbildung besser vermieden werden können. Tumoren der Speiseröhre oder des Darms werden in der Chirurgischen Universitätsklinik Ulm behandelt. Die Behandlung ist für den Patienten wenig belastend.

Photodynamische Therapie

Die Laserbehandlung lässt sich zur Photodynamischen Therapie erweitern. Der Patient erhält zunächst eine Infusion mit einem Fluoreszenzfarbstoff, also einer Substanz, die Zellen lichtempfindlich macht. Da sich dieser biologische Farbstoff fast ausschließlich in Tumorzellen anreichert, lässt sich das Verfahren diagnostisch und therapeutisch nutzen. Tastet man zwei Tage später das verdächtige Gewebe mit Laserlicht ab, leuchten (fluoreszieren) die Krebszellen auf. Verstreut wachsende, winzige Krebsherde oder präkanzeröse Zellen, wie sie in der Blase oder im Rachen oft auftreten, lassen sich gut aufspüren. Doch das ist noch nicht alles: Die im Tumor angereicherte Substanz verändert den Stoffwechsel der Krebszelle und macht sie so lichtempfindlich, dass sie unter dem Laserstrahl sozusagen »explodiert«. Selbst kleinste Zellnester können erkannt und im gleichen Arbeitsgang zerstört werden. Prof. Alfons Hofstetter vom Universitätsklinikum in München spricht von einem »Quantensprung in der Tumortherapie«.

Das Licht stammt aus einem Argon-Laser und wird über eine biegsame Glasfasersonde direkt an das Tumorgewebe herangebracht. Die Therapie ist daher nur anwendbar bei Geschwülsten in Hohlorganen, die durch Sonden erreichbar sind oder die oberflächlich liegen. Die Eindringtiefe der Laserstrahlen beträgt etwa 10 mm. Bei diesem Verfahren sind weder Operation noch Vollnarkose nötig. Die eigentliche Behandlung dauert etwa 30 Minuten und kann wiederholt werden.

Die *Nebenwirkungen* sind gering. Da auch gesunde Zellen vorübergehend sehr lichtempfindlich werden können, muss der Patient für einige Zeit starke Lichtbestrahlungen durch Sonne oder helle Lampen meiden.

Gute Erfahrungen mit der Photodynamischen Therapie liegen bei der Behandlung von Tumoren oder Präkanzerosen in der Blase, im Harnleiter, an den Nieren, im Magen und im Darm vor. Erfolgreich ist sie auch bei Tumoren im Bereich des Rachens oder der Bronchien sowie im Gesicht oder an der Haut. Erprobt wird die Behandlung bei Hirntumoren sowie bei gynäkologischen Erkrankungen. Ärzte der Bonner Universitäts-Frauenklinik erzielten gute Ergebnisse bei Patientinnen mit Rezidiven, bei denen andere Therapien versagt hatten. In frühen Tumorstadien kann die

Therapie zur Heilung führen, fast immer aber bringt sie eine lange Beschwerdefreiheit.

Behandelt und geforscht wird vor allem am Klinikum Großhadern in München (Blase, Niere), an der Universitätsklinik Erlangen (Magen), der Universitäts-Frauenklinik Bonn (Brust, Scheide, Eierstöcke) sowie im Landeskrankenhaus Gauting und dem Universitäts-Klinikum München-Innenstadt (Kopf-Hals-Tumoren, Bronchien).

Der Bildung von Metastasen vorbeugen

Mit den dargestellten Tumor zerstörenden Therapien lässt sich viel erreichen. Sie bleiben vermutlich noch lange die tragende Säule der Krebsmedizin. Aber sie haben – wie schon anfangs erwähnt – ihre Grenzen. Sie können nicht verhindern, dass bei den meisten Patienten Rückfälle auftreten, Metastasen – auch »Krebs nach dem Krebs« genannt. Ob ein Patient durch Rückfälle gefährdet ist, lässt sich mit letzter Sicherheit nicht sagen. Chemo- und Strahlentherapie können selten alle Tumorzellen vernichten, und auch nach scheinbar gut gelungenen Operationen lassen sich Rückfälle nicht ausschließen.

»Der Chirurg kann noch so gut sein, ein paar Krebszellen bleiben fast immer übrig; die muss man dem Abwehrsystem überlassen«, beschrieb der Hamburger Gynäkologe Prof. Thommsen die Situation. Ein Zahlenbeispiel mag das verdeutlichen: Ein Knoten wird meist entdeckt, wenn er etwa 1 cm groß ist. Er besteht dann bereits aus mindestens 1 Milliarde Krebszellen. Wenn der Chirurg davon 99,9 Prozent entfernen kann, bleiben 0,1 Prozent der Krebszellen zurück. Das sind dann immer noch 1 Million bösartiger Zellen – genug, um die Krankheit fortschreiten zu lassen, wenn nichts dagegen getan wird.

Zur Metastasen-Verhütung können die Tumor zerstörenden Therapien allein nur wenig beitragen. Da auch bei gut verlaufenden Behandlungen nicht sicher ist, ob alle Krebszellen beseitigt wurden, müsste eine Therapie zur Verhütung von Metastasen auf Verdacht erfolgen. Dazu eignen sich Tumor zerstörende Therapien wegen ihrer Nebenwirkungen jedoch kaum. Nur wenn die Wahrscheinlichkeit, dass der Tumor schon gestreut hat, sehr hoch ist, kann das verantwortet werden. Das geschieht zum Beispiel durch Bestrahlungen nach einer Brustkrebsoperation oder nach Darmkrebsoperationen durch eine Chemotherapie.

Viele Patienten fallen jedoch nach der Operation in eine »therapeutische Lücke«. Sie werden nach Hause entlassen, und es wird ihnen ans Herz gelegt, die Nachsorgetermine pünktlich einzuhalten, um einen Rückfall frühzeitig zu erkennen. Tritt er dann ein, hat die Krankheit oft ein Stadium erreicht, in dem die kurativen Behandlungsmöglichkeiten beschränkt bleiben.

Die weitgehend noch passiv betriebene Krebsnachsorge müsste daher durch eine *aktive Nachbetreuung* ersetzt werden. Nicht nur ganzheitlich orientierte Ärzte, sondern zunehmend auch Schulmediziner plädieren dafür, den Patienten in ein Behandlungskonzept einzubinden, das sich nicht nur darauf beschränkt, Rückfälle zu erkennen, sondern anstrebt, sie zu verhindern. Hierzu sind die biologischen Therapien geeignet, die in den folgenden Kapiteln beschrieben werden.

Biologische Therapien

»Ein Arzt, der das Immunsystem eines Patienten nicht ständig hochhält, begeht einen Kunstfehler.«

Prof. Heinrich Wrba, Wien

Um eine Ergänzung ihrer Therapiemöglichkeiten hat sich die konventionelle Medizin lange Zeit wenig bemüht. Nur zögernd öffnete man sich dem Gedanken, dass ein Tumor nicht nur ein entarteter Zellhaufen, sondern in seiner Entwicklung auch davon abhängig ist, welche Bedingungen ihm der »Wirtskörper«, der Mensch, für sein Entstehen und sein Wachstum bietet.

Anstöße dazu kamen aus verschiedenen Richtungen. Die Hormonforscher entdeckten, dass zumindest einige Tumorerkrankungen durch körpereigene Hormone beeinflusst werden; die Immunforschung fand heraus, dass Abwehrzellen durchaus in der Lage sind, Krebszellen zu vernichten; groß angelegte Bevölkerungsstudien zeigten einen deutlichen Zusammenhang zwischen Ernährung und Krebs; und die Psychologen konnten Zweifler überzeugen, dass die Seele nicht unerheblich zur Gesundung beiträgt.

Alle diese im weitesten Sinne biologischen Therapien greifen die Krebszelle nicht direkt an. Sie zerstören nicht, sondern bauen auf – sie mobilisieren die Abwehrzellen, sie bremsen und hemmen das Krebswachstum, sie lindern Beschwerden, und sie aktivieren und unterstützen die Selbstheilungskräfte des Kranken. Abbildung 4 verdeutlicht den Verlauf einer Krebserkrankung: Es dauert viele Jahre, bis der Tumor diagnostiziert und behandelt werden kann. Schon vorher ist das Abwehrsystem durch die Erkrankung erheblich geschwächt worden. Da die zerstörenden Therapien allein oft nicht verhindern können, dass Rückfälle durch Metastasen auftreten, muss jetzt versucht werden, ihre Bildung durch zusätzliche Behandlungen mit biologischen Mitteln zu verzögern oder zu verhindern.

Als »biologisch« gelten Therapien, die über körpereigene Regulationssysteme auf das Tumorgeschehen einwirken, z. B. über das Hormonsystem, das Immunsystem, das Stoffwechselsystem (Ernährung), das Nervensystem (Psyche) und andere.

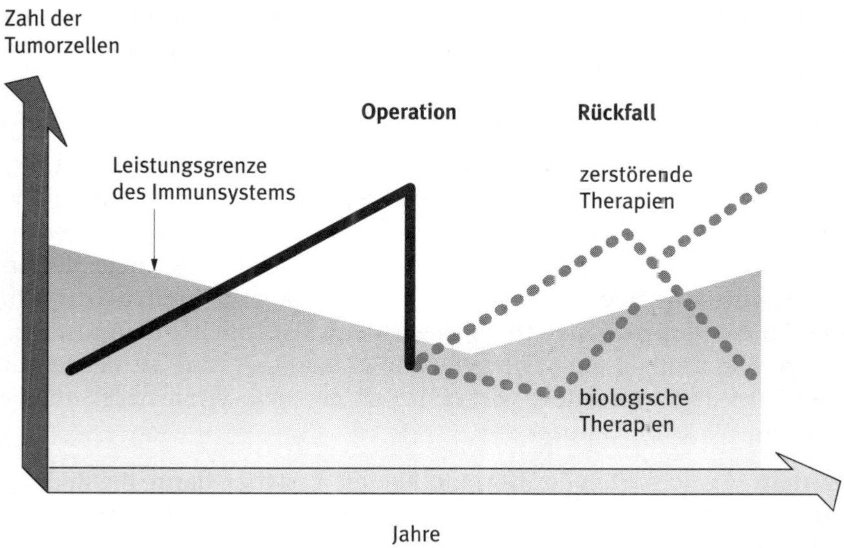

Abb. 4: Verlauf einer Tumorerkrankung. Die Abbildung zeigt, warum den Tumor zerstörenden Therapien sofort aufbauende folgen sollen. Bei Diagnose und Operation ist die Geschwulst meist schon über die Leistungsgrenze des Immunsystems hinausgewachsen. Durch den Eingriff kann die Zahl der Krebszellen so reduziert werden, dass die Abwehr wieder die Oberhand gewinnt. Dazu braucht sie Unterstützung, denn sonst können Tumorreste weiterwuchern und Rückfälle auftreten.

Biologische Therapien werden fast immer ergänzend zu den Tumor zerstörenden Behandlungen angewandt, also adjuvant (begleitend) oder supportiv (unterstützend). Zusammengefasst bezeichnet man sie als »komplementäre Krebsbehandlung«. Mit ihnen sollen und können die Erfolge der konventionellen Therapien gefestigt werden.

Hormonbehandlung

Was in der Krebsmedizin als »Hormonbehandlung« bezeichnet wird, ist genauer gesagt eine Anti-Hormon-Therapie. Es geht darum, jene körpereigenen Hormone auszuschalten, die das Wachstum von Krebszellen stimulieren können. Das betrifft besonders drei Tumorarten, nämlich Erkrankungen der Brust, seltener der Gebärmutter und häufig der Prostata. Die Drüsenzellen der Brust beispielsweise bekommen Wachstumsimpulse durch das Geschlechtshormon Östrogen. Wird die Anregung durch Östrogene gestoppt, stellt die Krebszelle ihr Wachstum ein, oder es wird zumindest stark gebremst. Bei Prostatakrebs müssen die männlichen Androgene neutralisiert werden.

Die Hormonbehandlung wird auf verschiedene Weise durchgeführt. Bei Brustkrebs wird am häufigsten die Rezeptorblockade angewandt: Die Östrogen-Rezeptoren an den Drüsenzellen werden getäuscht. Man bietet ihnen eine Substanz an, die dem Östrogen ähnelt, aber nicht dessen wachstumsfördernde Wirkung hat. Die Rezeptoren »greifen« danach, und für die körpereigenen Östrogene ist kein Platz mehr zum Andocken. In der Wirksamkeit gut gesichert sind bei *Brustkrebs* Anti-Östrogene mit dem Wirkstoff Tamoxifen; wirksamer ist der neue Aromatasehemmer mit dem Wirkstoff Letrozol.

Weitere Möglichkeiten der Hormontherapie bestehen darin, die Bildung der Hormone direkt in den Keimdrüsen (Eierstöcke, Hoden) zu verhindern oder ihre Produktion über die Steuerzentrale im Gehirn, die Hypophyse (Hirnanhangdrüse), abzuschalten. Dazu gehören die so genannten Aromatasehemmer.

Mit einer Hormonbehandlung lassen sich Rückfälle zeitlich verzögern oder ganz verhindern. Der Erfolg wird manchmal dadurch begrenzt, dass nicht alle Krebszellen gleichermaßen mit Hormonrezeptoren bestückt sind. Deshalb wird bei Brustoperationen der »Rezeptorstatus« der Tumorzellen bestimmt. Ist er negativ – fehlen also die Rezeptoren –, so wächst der Tumor auch unabhängig von Hormonen, und die Behandlung ist wenig wirksam. Der Rezeptorstatus ist jedoch nicht allein entscheidend für das Ansprechen auf die Hormontherapie. Bei Frauen nach den Wechseljahren kann eine Hormontherapie unabhängig vom Status wirksam sein. Auch Metastasen von primär »negativen« Geschwülsten können sich zu »positiv« verändern und dann auf eine Hormontherapie ansprechen.

Bei Erkrankungen im höheren Lebensalter wird die Hormontherapie auch als alleinige Behandlung durchgeführt. Oftmals lässt sich das Tumorwachstum so verlangsamen, dass die natürliche Lebenserwartung nicht beeinträchtigt wird. Die Behandlung erfolgt fast immer langfristig, meist zwei bis fünf Jahre lang. Wenn die Wirksamkeit des zuerst eingesetzten Mittels nachlässt oder nicht ausreicht, können die unterschiedlich wirkenden Hormonpräparate nacheinander oder kombiniert eingesetzt werden. Die früher häufig nötige Entfernung der Eierstöcke beim Brustkrebs ist nur noch selten angezeigt. Bei Prostatakrebs werden die Hoden zur Sicherheit häufig entfernt.

Die Nebenwirkungen der Gegenhormone sind in den meisten Fällen gut erträglich. Es können, individuell unterschiedlich, auch heftigere Beschwerden auftreten. Sie ähneln im Wesentlichen denen der Wechseljahre, also Hitzewallungen, Schlafstörungen oder Ähnlichem. Bei Männern kann es zu einer Beeinträchtigung von Libido und Potenz kommen.

Unterstützen lässt sich die Hormonbehandlung durch pflanzliche Phytohormone. Diese sind in einigen Nahrungsmitteln enthalten, besonders konzentriert in Sojaprodukten. Auch Kohl und Getreide enthalten pflanzliche Östrogene. Sie blockieren ebenfalls die Hormonrezeptoren und regulieren ganz allgemein den Hormonhaushalt. Es gibt sie auch als Nahrungsergänzungsmittel.

Monoklonale Antikörper

Weltweit versuchen Forscher und Ärzte mit einem Riesenaufwand, mit Hilfe der neuen Gentechniken Therapien gegen Krebs zu entwickeln. Dabei werden die Tumorzellen selbst oder spezielle Abwehrzellen genetisch verändert. Erste, für die Praxis reife Therapeutika aus den Genlabors sind spezielle Antikörper. Normalerweise werden diese von den B-Lymphozyten des Immunsystems produziert, um im Körper alles Fremde wie Bakterien, Viren oder bösartige Zellen an seinen Antigenen zu erkennen und für die Abwehrzellen zu markieren. Das Immunsystem scheint aber nicht immer in der Lage zu sein, diese Antikörper selbst schnell genug und ausreichend zu bilden. Sie werden nun im Labor geklont, also identisch vermehrt; daher auch der Name »monoklonale Antikörper«.

Gegen einige Krebsarten sind bereits Medikamente in der Erprobung oder im Einsatz. Bei bestimmten Non-Hodgkin-Lymphomen ist der Antikörper Rituximab (»MabThera«) wirksam. Bei niedrig-malignen Lymphomen lassen sich ähnlich gute Ergebnisse erzielen wie mit einer Chemotherapie – ohne deren schwere Nebenwirkungen. Ein hoffnungsvolles Produkt der Biotechnologie ist der Enzymblocker »Glevec«. Bei der Chronisch-Myeloischen Leukämie (CML) löst ein geschädigtes Chromosom, das so genannte Philadelphia-Chromosom, über Enzyme die Krankheit aus. »Glevec« blockiert die Enzyme. Mit diesem Mittel wäre erstmals eine ursächliche Behandlung bei Krebs möglich. Bisher ist eine hoch dosierte Chemotherapie die einzige Therapiemöglichkeit.

Gegen Brustkrebs oder seine Metastasen gehört seit 1998 ein anderer Antikörper zum therapeutischen Arsenal. Dabei macht man sich den Umstand zunutze, dass Brustkrebszellen häufig einen Rezeptor (HER2) auf ihrer Oberfläche tragen, an den bestimmte Substanzen andocken, die das Wachstum der Zellen fördern. Mit »Herceptin« (Handelsname) wurde gentechnisch ein Antikörper entwickelt, der die HER2-Rezeptoren blockiert. Da die Wachstumsimpulse nun ausbleiben, schrumpft die Tumorzelle oder stirbt ganz ab. In Kombination mit einem Zytostatikum kann das Mittel in vielen Fällen das Tumorwachstum aufhalten.

Die Schwierigkeit für die therapeutische Nutzung der Antikörper liegt darin: Jede Tumorart trägt auf ihren Zellen andere Rezeptoren (Antigene). Oft sind auch in einem Tumor Zellen mit unterschiedlichen Rezeptoren vorhanden. Mit einem einzelnen Antikörper lässt sich daher immer nur ein Teil der Krebszellen bekämpfen. So ist »Herceptin« nur etwa bei jeder dritten Patientin wirksam. Das wird vorher untersucht. Viele Bemühungen in den Genlabors konzentrieren sich nun darauf, Antikörper mit Mehrfachwirkung zu finden oder eine Kombination unterschiedlich wirkender Antikörper.

Nebenwirkungen hat die Behandlung mit monoklonalen Antikörpern kaum. Manchmal kommt es zu milden Magen- und Darmbeschwerden sowie zu allergischen Reaktionen.

Zytokine

Zytokine sind ein Sammelbegriff für Signalstoffe, mit denen sich die Abwehrzellen untereinander verständigen, ihre Aktivitäten steuern und aufeinander abstimmen. Ohne sie kann das Immunsystem nicht funktionieren (vgl. S. 33). In der Krebsmedizin werden Zytokine eingesetzt, um das Abwehrsystem möglichst gezielt zu stärken. Zu den Zytokinen gehören z. B. die Interferone, Interleukine, Wachstumsfaktoren, Tumornekrosefaktoren und viele andere. So erhöht Alpha-Interferon die Erkennbarkeit von Tumorzellen für das Immunsystem und aktiviert Killerzellen. Interleukin 2 veranlasst die Bildung von Abwehrzellen und stimuliert Fress- und Killerzellen. Wachstumsfaktoren fördern die Bildung neuer Blutzellen und Lymphozyten. Inzwischen hat man mehrere Dutzend Zytokine isolieren können, einschließlich ihrer Unterarten.

Gut gesicherte Erfolge liegen bisher bei der Behandlung von Hautkrebs (Melanom), Nierenzellkarzinomen und bestimmten Formen von Leukämien (chronisch-myeloische Leukämie) vor. Die Rückfallhäufigkeit kann deutlich vermindert und die tumorfreie Zeit verlängert werden. Bei anderen

Krebsarten befindet sich die Behandlung meist noch im Versuchsstadium. Die Zytokine werden als alleinige Therapie eingesetzt oder mit anderen kombiniert, so mit der Hyperthermie (siehe S. 47ff.) oder einer Tumorimpfung (siehe S. 72).

An *Nebenwirkungen* treten bei der meist üblichen niedrigen Dosierung grippeähnliche Symptome wie Müdigkeit, Mattigkeit, evtl. auch Fieber auf. An den Injektionsstellen können sich Rötungen bilden. Bei hoher Dosierung kann es zu erheblichen Kreislaufbelastungen mit Lungenödemen kommen.

Um die Wirksamkeit zu verbessern, wird auch versucht, die Zytokine nicht von außen zuzuführen, sondern sie vom Körper selbst produzieren zu lassen. Es laufen beispielsweise Versuche, in die Krebszellen Gene einzuschleusen, die auf der Tumorzelle Antigene wachsen lassen, die für das Abwehrsystem deutlich erkennbar sind. Oder die Krebszelle soll angeregt werden, selbst Zytokine zu produzieren, von denen Abwehrzellen angelockt und zum Angriff aktiviert werden.

Auch die Wirksamkeit von Immuntherapien mit Mistel (siehe S. 65ff.) oder Thymuspräparaten (siehe S. 69ff.) beruht weitgehend darauf, dass diese Mittel die Abwehrzellen zu einer vermehrten Produktion von Zytokinen stimulieren. Diskutiert wird, ob diese biologische Anregung langfristig effektiver sein könnte als die Anwendung isolierter Wirkstoffe. Durch Inhaltsstoffe der Mistel (Lektine) oder Thymusfaktoren werden die Zytokine in ihrem natürlichen Verhältnis zueinander ausgeschüttet, während das Immunsystem bei der medikamentösen Zufuhr einzelner Zytokine einseitig angestoßen wird. Das könnte wie das Doping bei Sport vorübergehend Erfolg bringen, langfristig aber zu Fehlsteuerungen führen und das Immunsystem eher beeinträchtigen, als es zu fördern.

Angiogenese-Hemmer: Viel versprechender Therapieansatz

Ganz am Anfang der Erprobung steht eine »Hungerkur« gegen Krebs, eine Anti-Angiogenese. Der therapeutische Ansatz klingt sehr vielversprechend. Jede Geschwulst braucht einen Anschluss an das Adersystem des Wirtskörpers, um sich mit den notwendigen Wachstumsstoffen versorgen zu können. Ist ein Tumor etwa linsengroß, sendet er durch einen Botenstoff ein Signal aus, das die nahe liegenden Adern veranlasst, eine neue Ader zum Tumor hin sprießen zu lassen. Die so versorgte Geschwulst kann nun weiterwuchern. Ohne den Aderanschluss würde sie verhungern und absterben.

Nun hat man bei den Forschungen in den USA und auch in der Bundesrepublik Stoffe entdeckt, die das von der Tumorzelle ausgehende Signal zur Aderbildung blockieren können. In der Freiburger Universitätsklinik wird seit kurzem ein Mittel erprobt, das den so genannten angiogenen Faktor VEGF lahm legt. Er spielt bei der Signalübertragung von der Tumorzelle zur Ader eine entscheidende Rolle. Im Tierversuch hat das gute Ergebnisse gebracht. Wenn das auch beim Menschen der Fall ist, erhofft man sich, die Bildung von Metastasen verhindern zu können, möglicherweise auch größere Geschwülste auszuhungern.

Ähnliche Therapieansätze mit einem Dutzend verschiedener Wirkstoffe werden weltweit erforscht und teilweise schon am Patienten erprobt. Was dabei herauskommt, muss noch abgewartet werden. Keines der neuen Mittel ist bisher reif für die Praxis, also für eine breite Anwendung bei Tumorpatienten.

Lektinblockade

Als »viel versprechend« bezeichnet Prof. Josef Beuth von der Kölner Universitätsklinik ein Behandlungsverfahren zur Verhütung von Metastasen bei Darm- und Magenkrebs. Während und nach der Operation erhält der Patient eine Infusion mit D-Galaktose, einem speziellen Zucker. Die Bildung von Lebermetastasen kann dadurch deutlich verringert werden.

Metastasen in der Leber treten bei Darm- und Magenkrebs häufig auf – in den ersten drei Jahren nach der Operation bei rund 30 bis 50 Prozent aller Patienten. Da chirurgische Eingriffe im Bauchraum unübersichtlich und schwierig sind, scheinen dabei öfter als sonst Krebszellen ausgestreut zu werden.

Die ausgestreuten Krebszellen nisten sich nicht zufällig besonders in der Leber ein. Leberzellen sind wegen ihres hohen Energiebedarfs sehr »zuckerhungrig«. Auf ihren Oberflächen tragen die Leberzellen daher Rezeptoren (Fangarme), die nach jedem Zuckermolekül greifen, das mit dem Blut vorbeischwimmt. Nun haben aber auch Krebszellen des Darmes und des Magens in ihrer Oberfläche Zuckermoleküle eingebaut, vor allem D-Galaktose. Die Leberzellen greifen danach und ziehen die Tumorzellen an sich. Sie können anwachsen und eine Metastase bilden.

Die Behandlung besteht darin, die Leberzellen während der Operationsphase so mit Zucker zu »sättigen«, dass sie nicht nach den zuckerhaltigen Tumorzellen greifen. Durch die Infusion gelangen so viele Zuckermoleküle ins Blut, dass alle Rezeptoren der Leberzelle besetzt werden. Die Tumorzellen finden keinen Platz mehr zum Andocken und werden vom Körper ausgeschieden. Die Infusion der D-Galaktose beginnt etwa 2 Stunden vor der Operation und wird bis zum dritten Tag danach fortgesetzt.

Entwickelt wurde die Lektinblockade in der Klinik und Poliklinik für Chirurgie der Universität in Köln. Bei den behandelten Patienten treten Lebermetastasen sehr viel seltener auf. Bei Magenkrebs sind die Ergebnisse ähnlich günstig.

Nebenwirkungen gibt es so gut wie keine. Die Behandlung findet noch innerhalb von Studien statt, wäre jedoch auf Wunsch des Patienten in allen Kliniken möglich.

Lektine sind in der Natur weit verbreitet. In Pflanzen und Tieren erfüllen sie viele unterschiedliche Funktionen. Eine ihrer Eigenschaften ist, dass sie von Körperzellen benötigte Stoffe kennzeichnen, die nun je nach Bedarf von diesen eingefangen und aufgenommen werden können.

Immuntherapien

»Konventionelle Verfahren der Krebstherapie beeinflussen den Prozess der Erkrankung. Unkonventionelle Verfahren der Krebstherapie beeinflussen den Prozess der Gesundung.«

Prof. Gerhard Nagel, Klinik für Tumorbiologie, Freiburg

Zu den biologischen Therapien gehören auch Mittel und Heilverfahren, die auf unspezifische Weise das Immunsystem stärken oder die ganz allgemein die körpereigene Krebsabwehr fördern sollen. Während Zytokine oder Antikörper ganz gezielt und spezifisch nur bestimmte Komponenten des Abwehrsystems verstärken, regen die unspezifischen Mittel das ganze Immunsystem auf natürliche Weise an und aktivieren es. Naturheilkundlich orientierte Ärzte halten eine solche Behandlung für unerlässlich, um mehr Heilerfolge zu erreichen. Massive und einseitige Eingriffe in das Krankheitsgeschehen seien mit Hilfe der Tumor zerstörenden Therapien in der Akutbehandlung nötig, in der Genesungsphase aber sollten Mittel genutzt werden, die eine Gesundung von innen heraus fördern.

Erste Versuche, die klassischen Behandlungsverfahren mit einer Immuntherapie zu ergänzen und zu verbessern, reichen bis an den Anfang des 20. Jahrhunderts zurück. Schon in den 20er Jahren begannen anthroposophische Ärzte mit der Mistelbehandlung. Dr. Josef Issels gab ihr in den 50er Jahren weitere Impulse, und ihre Basis verbreiterte sich immer mehr, seit Gründung der Gesellschaft für Biologische Krebsabwehr 1982 auch in den universitären und klinischen Bereich hinein.

Die Leitgedanken der Immuntherapie und anderer unterstützender Maßnahmen werden heute allgemein akzeptiert. Unterschiedliche Auffassungen gibt es noch in der Beurteilung der Wirksamkeit einiger Mittel und Methoden. Das hängt auch davon ab, aus welchem Lager das Urteil kommt. Strenge Schulmediziner beanstanden, dass zu wenig Studien über unkonventionelle Mittel vorliegen und dass sie oft nicht nach wissenschaftlichen Kriterien durchgeführt wurden. Sie sprechen von »Mitteln mit fraglicher, noch unbewiesener Wirksamkeit, was jedoch nicht ausschließt, dass sie wirksam sein können«. Befürworter der Immuntherapie halten dagegen, dass Studien mit biologischen Mitteln nach anderen Maßstäben beurteilt werden müssen als etwa solche mit Zytostatika. Außerdem habe auch die Erfahrung mit Tausenden von Patienten eine hohe Beweiskraft.

Die ausgrenzende Bezeichnung als »Außenseitertherapie« oder »alternative Medizin« wird auch von der Schulmedizin heute nicht mehr offiziell gebraucht. Man spricht von »komplementärer«, also ergänzender Medizin. Allgemein gebräuchlich sind noch die Bezeichnungen »konventionell« für die schulmedizinisch akzeptierten Behandlungsformen und »unkonventionell« für noch nicht anerkannte Therapien. Was anerkannt oder nicht anerkannt wird, entscheidet allein die Schulmedizin. Das wirkt sich auch auf die Kostenerstattung durch die Krankenkassen aus. Während Verordnungen konventioneller Mittel in der Regel von den Kassen bezahlt werden müssen, ist das bei unkonventionellen Mitteln eine freiwillige Leistung, bei einigen ist die Kostenerstattung nicht erlaubt. Im jeweils letzten Absatz der hier einzeln beschriebenen Therapien finden Sie einen Hinweis auf die derzeitige Praxis der Kostenerstattung, Grundsätzliches dazu auf den Seiten 194 ff.

In diese Zusammenstellung von Immuntherapien und unterstützenden Behandlungen sind nur solche aufgenommen, deren Anwendung als gesichert angesehen werden kann und für die nach Ansicht der Deutschen Gesellschaft für Onkologie und der Gesellschaft für Biologische Krebsabwehr – beide Gesellschaften vertreten die komplementäre Krebsmedizin – ausreichend Studien und Erfahrungen vorliegen.

Misteltherapie

Zu den häufig angewandten pflanzlichen Immunmodulatoren gehören Extrakte aus Mistel, Echinacea (Roter Sonnenhut), Eleutherokokkus oder Thuja (Lebensbaum). Während die drei Letzteren in Bezug auf ihre Wirksamkeit bei Krebs noch wenig untersucht sind, liegen über die Mistel zahlreiche Befunde vor. Mistelextrakte aktivieren das ganze Immunsystem. Als »sanfte Immunmodulation« eignen sie sich besonders zur Langzeitbehandlung. Die Mistel wurde mehr intuitiv als rational von Rudolf Steiner, dem Begründer der Anthroposophie, 1920 in die Krebsmedizin eingeführt. Lange Zeit wurde sie als »Außenseitertherapie« abgetan und belächelt. Heute gilt ihre Wirksamkeit als gesichert.

Als ein wesentlicher Wirkstoff stellten sich die in der Mistel enthaltenen Lektine, zuckerhaltige Eiweißsubstanzen, heraus. Auf ihre Rolle bei der Immunmodulation konzentrieren sich zahlreiche Studien. Für einige Forscher ist das Mistel-Lektin 1 (ML 1) allein verantwortlich für die Stimulierung des Immunsystems. Weitere Studien befassen sich mit den anderen in der Mistel enthaltenen Lektinen sowie den ebenfalls enthaltenen Viscotoxinen oder der Viscumsäure.

Wie wirkt die Mistel?

Weitgehend erforscht ist die Wirksamkeit von ML 1. Durch dieses Lektin werden die Abwehrkräfte in folgender Weise stimuliert: Über die Ausschüttung von Zytokinen wie Interleukin 2, Interferonen, Tumornekrosefaktor und anderen führt ML 1 zu einer Aktivierung von Lymphozyten. Die Ausreifung dieser Abwehrzellen in der Thymusdrüse wird beschleunigt. Fress-, Helfer- und Killerzellen werden aktiviert und vermehrt. Das für die Abwehrleistung wichtige Verhältnis von fördernden Helfer- zu bremsenden Suppressorzellen wird zugunsten der Helferzellen verbessert. Erhöht wird auch die Ausschüttung von Endorphin, einem Botenstoff, der im Gehirn antidepressiv und schmerzlindernd wirkt.

Die Immunstimulierung des Lektins setzt wenige Stunden nach der Injektion ein und hält drei Tage lang vor. Ohne weitere Behandlung sinkt die Leistung des Immunsystems innerhalb von zwei Wochen langsam wieder ab. Um eine hohe Abwehrleistung aufrechtzuerhalten, wird die Behandlung alle zwei bis drei Tage durchgeführt. Bei den Untersuchun-

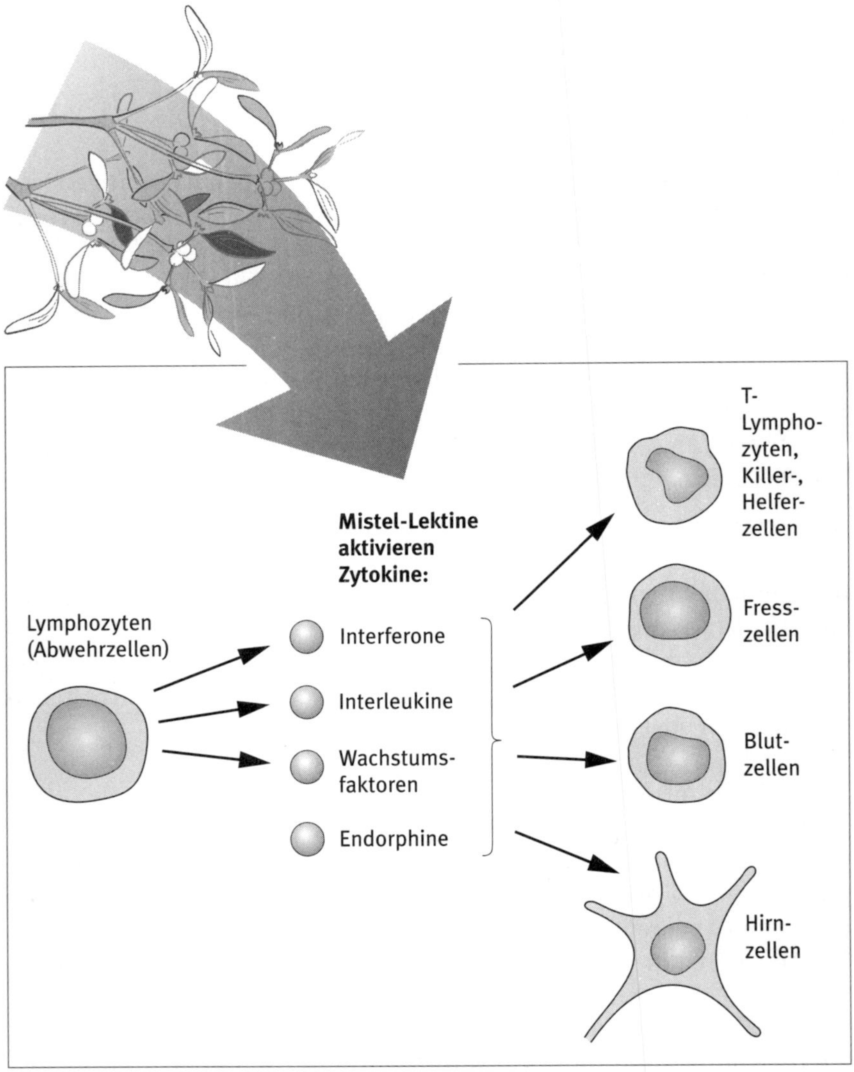

Abb. 5: Wirkungsweise der Misteltherapie. Sie regt die Lymphozyten zur Ausschüttung von Zytokinen an und aktiviert die Abwehrzellen.

gen stellte sich als optimale Dosierung heraus, wenn pro Kilo Körpergewicht rund 1 Nanogramm ML 1 verabreicht wird (1 Nanogramm = ng = 1 milliardstel Gramm).

Welche Rolle die anderen in der Mistel enthaltenen Lektine und Viscotoxine spielen, ist noch weniger gut erforscht. Von den Viscotoxinen weiß man, dass sie auch zytotoxisch wirken, also die Tumorzellen direkt angreifen. So erklärt man sich die zwei Wirkungsebenen der Mistel:

1. Die Abwehrkraft wird vor allem durch ML 1 und eventuell durch andere Lektine erhöht. Dafür genügen sehr niedrige Dosierungen. Werden die Lektine in höherer Konzentration gegeben, kann es sogar zu einem »Umkehreffekt« kommen, d.h. die Abwehrkräfte werden geschwächt.
2. Eine zellzerstörende, zytotoxische Wirkung wird durch die Viscotoxine erreicht. Sie wirken wie milde Zytostatika.

Anwendungsgebiete von Mistelpräparaten

Für die Nach- oder Zusatzbehandlung von Tumorpatienten ergeben sich daher zwei Anwendungsbereiche:

1. *Eine niedrige Dosierung* stärkt die Abwehrkräfte, hemmt die Bildung von Metastasen, schützt vor Nebenwirkungen aggressiver Therapien und lindert über die Endorphine Schmerzen, Ängste und Depressionen.
2. *Eine hohe Dosierung* schädigt die Tumorzellen direkt. Sie wird vor allem bei fortgeschrittenen Krankheitsstadien oder bei Ergüssen in die Pleura (Brustfell) oder den Bauchraum (Aszites) angewandt.

Was ist durch Studien gesichert?

Über die Wirkungsweise und die Wirksamkeit der Misteltherapie liegen rund 50 Studien und viele Erfahrungsberichte vor. Seit einigen Jahren führen auch Universitätskliniken Studien durch, die zu positiven Aussagen kommen.

Wissenschaftlich abgesichert ist danach

- die Minderung krankheitsbedingter Beschwerden,
- die Linderung oder Verhütung von Nebenwirkungen der Chemo- oder Strahlentherapie,
- die Verbesserung der Lebensqualität. Patienten berichten über mehr Appetit, eine Gewichtszunahme, weniger Schlafstörungen, eine aufgehellte Stimmung, über eine raschere Erholung und ganz allgemein über ein besseres Wohlbefinden.

Durch Erfahrung belegt ist

- die Verhütung oder Verzögerung von Rückfällen bei frühzeitiger Anwendung,
- die Verlängerung der Überlebenszeiten, in Einzelfällen über viele Jahre, bis hin zu Heilungen,
- die Verbesserung des Wohlbefindens und Linderung von Beschwerden bei fortgeschrittenen Erkrankungen.

Wie läuft die Behandlung ab?

Die Behandlung beginnt mit einer Einleitungsphase, um die Verträglichkeit festzustellen. Sie erfolgt dann bei den traditionellen Präparaten in ansteigender und absteigender Dosierung. Neue, aufgrund der Forschungen entwickelte Präparate werden mit gleich bleibender Dosierung verabreicht. Bei ihnen ist der Wirkstoffgehalt standardisiert, d.h. in jeder Ampulle gleich hoch. Studien an der Universitätsklinik Köln legen nahe, nach jeweils 8 bis 12 Wochen Behandlung Pausen von 4 bis 8 Wochen einzulegen. Wird die Behandlung nach der Pause wieder aufgenommen, kommt es zu einem »Booster-Effekt«: Die Aktivität des Immunsystems lässt sich gegenüber dem vorangegangenen Behandlungszyklus auf ein höheres Niveau anheben. Über die Länge der Pausen gibt es noch unterschiedliche Auffassungen.

Die *Dauer einer Mistelbehandlung* richtet sich nach der Art der Erkrankung, dem Befinden des Patienten und anderen Kriterien. Wenn keine Hinweise für ein Fortschreiten des Leidens vorliegen, kann die Immunstimulation ein bis zwei Jahre nach der Erstbehandlung langsam eingeschränkt, jedoch nicht völlig eingestellt werden. Die Pausen werden immer länger ausgedehnt. Der Immunstatus sollte stets berücksichtigt werden. Dabei wird die Zahl der Abwehrzellen und deren Aktivität gemessen.

Die Misteltherapie kann bei allen Krebserkrankungen angewandt und mit anderen Behandlungen kombiniert werden. Während einer Chemotherapie sollen Mistelspritzen spätestens 24 Stunden vor und frühestens 24 Stunden nach einer Infusion von Zytostatika gegeben werden, denn sonst wird ihre Wirkung durch die im Blut kreisenden Zellgifte aufgehoben.

Mistelpräparate werden gespritzt oder in hoher Dosierung per Infusion verabreicht. Als Tee oder in anderer Zubereitung haben sie keine Wirkung auf das Immunsystem. Für die Behandlung stehen verschiedene Präparate zur Verfügung (siehe S. 203 f.). Der Trend geht zur Herstellung von Mitteln, in denen der Wirkstoffgehalt standardisiert ist, um für jede Ampulle eine gleich hohe Wirkung zu garantieren. In naturbelassenen Extrakten kann es bei unterschiedlichen Wachstumsbedingungen der Mistelpflanze jedoch zu Schwankungen kommen.

Nebenwirkungen hat die Misteltherapie kaum. Rötungen oder leichte Schwellungen an der Einstichstelle sowie leichtes Fieber sind erwünscht, zeigen sie doch an, dass das Immunsystem reagiert. Mitunter kann Müdigkeit auftreten. Werden die Rötungen an den Einstichstellen größer als ein Fünf-Mark-Stück oder kommt es zu ausgedehnten Quaddeln auf der Haut, besteht eine allergisch bedingte Unverträglichkeit. Manchmal lässt sich diese Reaktion verhindern, wenn die Dosierung verringert oder das Präparat gewechselt wird. Äußerst selten kann es bei der Erstbehandlung zu bedrohlichen Schockreaktionen kommen. Deshalb darf niemand mit einer Selbstbehandlung beginnen, bevor nicht ein Arzt zuvor eine Verträglichkeitsprüfung vorgenommen hat.

Kostenerstattung: Der Arzt kann Mistelpräparate auf Rezept verordnen, sie werden meist problemlos von den Krankenkassen erstattet.

Thymusextrakte

Ein schwedischer Tierarzt, Dr. Ellis Sandberg, begann vor rund 50 Jahren, Extrakte aus der Thymusdrüse junger Kälber therapeutisch bei Menschen zu nutzen. Die Thymusdrüse, so seine Überlegung, prägt und steuert unser Immunsystem. Bei alternden Menschen stellt sie ihre Tätigkeit jedoch weitgehend ein, und bei alten Menschen kommt es vermehrt zu Erkrankungen, die durch eine Immunschwäche bedingt sind. Durch die Gabe von Wirkungssubstanzen aus jungen, funktionsfähigen Drüsen müsste es daher möglich sein, dem geschwächten Abwehrsystem neue Impulse zu geben. Ähnliche Überlegungen wurden auch von Immunologen, besonders in den USA, angestellt. Zur Erinnerung: In der Thymusdrüse werden Lymphozyten, also die Zellen der Immunabwehr, zu Killerzellen, Gedächtniszellen, Helferzellen, Suppressorzellen und anderen ausgebildet.

Über Thymusextrakte und ihre Wirkfaktoren, die das Immunsystem beeinflussen, liegen weltweit etwa 1200 wissenschaftliche Veröffentlichungen vor. Mehr als 30 von der Drüse produzierte Faktoren, meist Hormone und Peptide, sind bisher bekannt. Unklarheiten bestehen noch darüber, was sie im Einzelnen bewirken und wie sie zusammenspielen.

Was ist wissenschaftlich gesichert?

- Thymusfaktoren regen im Knochenmark die Neubildung von Lymphozyten an und beschleunigen ihre Reifung. Sie erhöhen also nicht nur die Leistung des Abwehrsystems, sondern auch die Zahl der aktiven Abwehrzellen.
- Für das Immunsystem ist ein ausgeglichenes Verhältnis der verschiedenen Abwehrzellen zueinander nötig, besonders das von Helfer- zu Suppressorzellen. Störungen dieses Gleichgewichts werden durch Thymusfaktoren ausgeglichen. Das Immunsystem kann sich so regenerieren.
- Die Abwehrzellen verständigen sich untereinander durch Zytokine. Thymusfaktoren bewirken, dass diese Botenstoffe vermehrt ausgeschüttet und ihre Signale besser beachtet werden. Das Zusammenwirken der Abwehrzellen wird dadurch gefördert.

Aufgrund der durchgeführten Therapiestudien lässt sich über die Wirksamkeit in der Tumorbehandlung Folgendes sagen:

- Schädigungen des Blutbildes und Schwächungen des Immunsystems durch Chemo- oder Strahlentherapien werden vermindert. Die Anfälligkeit für Infektionen sinkt.
- Die Bildung von Metastasen kann bei frühzeitigem Einsatz verzögert oder ganz verhütet werden. In mehreren Studien wird eine deutliche Verlängerung der rückfallfreien Zeiten belegt.
- Die Lebensqualität wird insgesamt verbessert.

Wie wird behandelt?

Die Behandlung soll möglichst vier bis zwei Wochen vor der Tumoroperation mit 10 bis 20 Injektionen beginnen, um einen hohen Immunstatus aufzubauen. Nach Ende der klinischen Therapie wird die Behandlung über ein Jahr in der Regel mit ein oder zwei Injektionen pro Woche fortgeführt. Bei gutem Befinden und ausreichendem Immunstatus können dann längere Pausen zwischen den Therapiezyklen eingelegt werden. Ein Wechsel zwischen Thymus- und Mistelbehandlung könnte die Wirksamkeit der Immuntherapie erhöhen. Die Thymusfaktoren können die Zahl der Abwehrzellen vermehren, die Mistel-Lektine dann ihre Aktivität.

Die Thymustherapie lässt sich bei allen organbezogenen Krebserkrankungen anwenden. Sie verträgt sich mit anderen Behandlungen. Bei einigen Formen von Leukämien oder Lymphomen ist jedoch Zurückhaltung geboten.

Wie bei der Misteltherapie sollen bei der Behandlung Pausen eingelegt werden. Bei einer Chemotherapie sollen die Spritzen ab etwa drei Tage vor bis drei Tage nach der Zytostatika-Anwendung nicht gegeben werden. Die Zellgifte würden sonst neu gebildete Abwehrzellen gleich wieder zerstören.

Die *Nebenwirkungen* sind in der Regel gering und beschränken sich meist auf lokale Reaktionen an der Einstichstelle (Hautrötungen, Juckreiz, Ödeme). Mitunter treten leichte allergische Reaktionen auf. Ganz selten sind diese so schwer, dass die Behandlung abgebrochen werden muss. Das Risiko einer Infektion mit BSE-Erregern kann durch die vielfach kontrollierte und abgesicherte Herstellung ausgeschlossen werden.

Präparate und Kostenerstattung. Thymuspräparate werden in unterschiedlicher Form angeboten: als spritzfertige Lösung in Ampullen, als Dragees und als Gesamtextrakt (THX), der speziell für Ärzte hergestellt wird (siehe S. 205). Die apothekenpflichtigen Präparate (außer THX) können vom Arzt rezeptiert werden, die Kostenerstattung sollte jedoch vorher bei der Kasse geklärt werden, bei THX in jedem Fall.

Peptide

Eine andere Möglichkeit der Immunstimulation besteht darin, spezielle organische Eiweißverbindungen zu verabreichen. Dazu nutzt man vor allem so genannte Peptide, kleine Eiweißverbindungen. Im Immunsystem erfüllen sie wichtige Steuer- und Regelfunktionen. Dafür werden sie vor allem in der Milz und der Leber gebildet. Für die Arzneizubereitung werden sie aus tierischen Organen extrahiert. Wegen dieser »fremden« Herkunft bezeichnet man sie als »xenogene Peptide« (xeno = fremd). Die Präparate enthalten meist eine Mischung von reinen Peptiden oder von peptidhaltigen Lösungen (Lysaten) aus verschiedenen Organen.

Wie wirken Peptide?

Bei Tumorkranken regen Peptidpräparate vor allem die Helferzellen des Immunsystems an und stimulieren die Neubildung von Immunzellen im Knochenmark. Über die vermehrte Ausschüttung von Zytokinen wird das Immunsystem aktiviert. Außerdem können Peptide die Bösartigkeit von Krebszellen mindern.

Aus Studien und Erfahrungsberichten geht hervor, dass die Behandlung mit Peptiden neben einer Verbesserung des Immunstatus besonders das Wohlbefinden erhöht. Appetit und Gewicht nehmen zu, die Stimmungslage hellt sich auf, und die körperliche Erholung wird beschleunigt. Während einer Chemotherapie klagen die Patienten weniger über Übelkeit und Erbrechen, Müdigkeit und Abgeschlagenheit.

Wann werden Peptide angewendet?

Aus diesen Erkenntnissen ergeben sich für eine Behandlung mit Peptiden oder Lösungen folgende Anwendungsmöglichkeiten:

- Ergänzend zu einer Chemo- oder Strahlentherapie, um die Nebenwirkungen zu vermindern und die Verträglichkeit zu steigern. Das Blutbild und die Abwehrzellen werden weniger geschädigt, andere Nebenwirkungen gemildert.
- Im Anschluss an eine konventionelle Behandlung, um das Allgemeinbefinden zu verbessern und Rückfällen vorzubeugen.
- In Spätstadien der Erkrankung, um den gestörten Stoffwechsel zu normalisieren und eine Tumor bedingte Kachexie (Auszehrung) abzumildern.

Wie erfolgt die Anwendung?

Die Anwendung erfolgt individuell, je nach Schwere der Erkrankung. Die Injektionen – meist zwei pro Woche – können für längere Zeit gegeben werden, aber auch in Intervallen mit kürzeren oder längeren Pausen.

Belastende *Nebenwirkungen* treten kaum auf. Wegen ihres geringen Allergiepotenzials können Peptide eine Alternative sein, wenn andere Mittel nicht vertragen werden.

Kostenerstattung: Der Arzt kann die Mittel rezeptieren, die Kostenerstattung sollte vorher geklärt werden.

Tumorimpfung

Besondere Beachtung – auch in der konventionellen Onkologie – findet die Tumorimpfung. Studien in Universitätskliniken und Behandlungserfolge in der Praxis zeigen, dass sich die Heilungschancen mit diesem ergänzenden Behandlungsverfahren für viele Patienten erheblich verbessern lassen.

Was bewirkt die Impfung?

Bei Krebszellen handelt es sich trotz ihrer Bösartigkeit um körpereigene Gebilde. Sie unterscheiden sich oft nur wenig von normalen Zellen. Das

Abwehrsystem erkennt sie daher nicht immer als »fremd« oder »gefährlich«. Durch die Impfung mit Tumorzellen soll den Abwehrzellen gezeigt werden: So sieht eine Krebszelle aus, stürze dich auf sie!

Ähnliches geschieht bei Impfungen gegen Viruserkrankungen, z. B. gegen Grippe oder Masern. Virusantigene werden gespritzt, um das Immunsystem mit diesen Erregern bekannt zu machen und seine Abwehrreaktion zu verstärken.

Wie die Viren werden Krebszellen an ihren Antigenen erkannt, die sie als besondere Merkmale auf der Zelloberfläche tragen. Bestimmte Abwehrzellen erkennen normalerweise diese Merkmale und alarmieren das Immunsystem. Zu diesen »Erkennerzellen« gehören vor allem Antikörper und dendritische Zellen. Sie binden die fremden Antigene an sich und präsentieren sie den Killerzellen. Bei Krebserkrankungen funktioniert das aus verschiedenen Gründen nicht immer. Die Impfung soll diese Mängel beseitigen. Man hält dem Immunsystem mit der Impfung sozusagen alle Tumormerkmale vor die Nase – das ist der Feind!

So wird geimpft

Die Impfung wird mit autologen, also körpereigenen Krebszellen des Patienten durchgeführt. Sie werden dem Patienten zuvor bei der Operation oder durch gesonderte Eingriffe entnommen. Es gibt zwei Verfahren: die Aktiv-Spezifische-Immuntherapie (ASI) oder die Impfung mit dendritischen Zellen. Beide Verfahren wirken nach dem gleichen Prinzip und werden mit dem gleichen Ziel angewandt:

1. Das Auftreten von Metastasen oder Rückfällen soll verhindert oder verzögert werden (Rezidiv-Prophylaxe nach der Operation).
2. Aufgetretene Metastasen oder Rezidive sollen bekämpft werden.

Um den **ASI-Impfstoff** herstellen zu können, werden vier bis fünf Gramm Tumormasse benötigt. So viele Zellen lassen sich häufig nur bei der ersten, akuten Operation gewinnen. Die bei der Operation entnommenen Zellen werden in einer Kühlbox an ein Labor zur Aufbereitung versandt. Von dort erhält der behandelnde Arzt die spritzfertigen Ampullen zurück. Nach der Erstimpfung mit erhöhter Dosis erfolgen Auffrischungsimpfungen, meist monatlich ein- bis zweimal – je nach Erkrankung und Reaktion des Immunsystems. Das kann mehrere Monate lang durchgeführt werden.

Für die **Impfung mit dendritischen Zellen** genügen weniger Krebszellen. Auch sie werden bei der Operation entnommen, in der Klinik zum

Impfstoff aufbereitet oder – auf Wunsch – gekühlt an ein Herstellungslabor geschickt. Außerdem wird dem Patienten Blut entnommen. Aus diesem werden dendritische Zellen herausgefiltert und im Reagenzglas vermehrt. Für den Impfstoff werden die dendritischen Zellen mit den Antigenen, den Merkmalen der Tumorzellen, verbunden, »beladen«, wie die Ärzte sagen. In den Körper zurückgespritzt, finden die dendritischen Zellen schnell den Weg zu den in Lymphknoten oder im Blut kreisenden Helfer- und Killerzellen und präsentieren diesen die Krebsantigene direkt. Bei der Herstellung oder bei der Anwendung werden die dendritischen Zellen zusätzlich durch Zytokine aktiviert. Zytokine wie Interferon verstärken die Abwehrreaktion.

Das scheint besser zu funktionieren als bei der ASI-Impfung. Ein anderer Vorteil ist, dass weniger Krebszellen benötigt werden. Diese Methode ist also auch anwendbar, wenn eine größere Operation nicht möglich ist. Ausreichende Mengen an Krebszellen können oft auch durch Gewebeentnahmen aus Metastasen oder einem befallenen Lymphknoten gewonnen werden.

Für die ASI wird der Impfstoff einmalig für alle Impfungen hergestellt. Das Impfserum mit dendritischen Zellen dagegen wird für jede Impfung neu zubereitet, da die dendritischen Zellen für jede Impfung frisch aus dem Blut gewonnen werden müssen. Die Impfung erfolgt alle vier Wochen und soll mehrmals wiederholt werden.

Erfolge der Impfung

Beide Impfverfahren können in jedem Stadium der Erkrankung angewandt werden. Die beste Wirksamkeit dürfte erreicht werden, wenn die Impfung als Metastasen-Prophylaxe, gleich nach der Erstbehandlung, also nach der Operation erfolgt. Studien zeigen, dass das Auftreten von Metastasen um bis zur Hälfte vermindert bzw. verzögert werden kann. Das hängt auch von der Tumorart ab. Nierenkrebs oder Melanome reagieren besonders gut auf Immuntherapien, bei anderen Krebsarten sind die Erfolge nicht ganz so günstig. Die Ergebnisse scheinen auch umso besser, je weniger das Immunsystem vorher durch die Zellgifte einer Chemotherapie geschädigt wurde.

Bei fortgeschrittenen Erkrankungen geht es darum, die Metastasen wirksamer als bisher zu behandeln und neue Rückfälle zu vermeiden. Es sprechen dann noch bis zu 30 Prozent der Patienten günstig auf die Impfung an. Es kann zu langfristigen Rückbildungen kommen (Remissionen). Das zeigen Studien mit Patienten, die mit dendritischen Zellen geimpft wurden. Obwohl bei den Erkrankten ausgedehnte Metastasen vorlagen, konnten beachtliche Erfolge erreicht werden. Es gab vollständige Rückbildungen von Metastasen, die in einigen Fällen schon über fünf Jahre andauerten. Ein endgültiges Urteil ist jedoch erst nach Abschluss der laufenden Studien möglich.

Wer kann geimpft werden?

Grundsätzlich können beide Impfverfahren bei allen organbezogenen Krebserkrankungen durchgeführt werden. Die Impfung ist gut verträglich. Leichtes Fieber ist erwünscht, als Zeichen dafür, dass das Immunsystem auf die Impfung reagiert.

Der Impf-Wunsch muss rechtzeitig mit dem Chirurgen abgesprochen werden.

Die Impfstoffe

Die Zubereitung der Impfstoffe erfolgt in Kliniken oder Labors nach etwas unterschiedlichen Verfahren. Gesichert ist bei allen, dass die verwendeten Tumorzellen inaktiviert sind und dass sie keine neuen Geschwülste auslösen können.

Die Herstellerlabors liefern das notwendige Verpackungsmaterial. Sie senden ausführliche Informationen an Patienten und Therapieanweisungen für Ärzte.

Kosten

Die Herstellungskosten für die *ASI-Impfung* betragen rund DM 1200 für das einfache Serum nach Tallberg und DM 8000 bis 12000 für kombinierte ASI-Impfstoffe.

Bei Impfungen mit *dendritischen Zellen* muss mit Kosten von 15000 bis 20000 DM gerechnet werden, sofern sie auf eigenen Wunsch erfolgen.

Die Krankenkassen verhalten sich bei der Kostenerstattung unterschiedlich. Die Hersteller sind bei der Antragstellung auf Kostenübernahme durch die Krankenkassen behilflich. Ein Antrag auf Kostenübernahme muss unbedingt vor Beginn der Behandlung gestellt werden.

Die Impfung mit dendritischen Zellen wird in mehreren Tumorzentren und Krankenhäusern durchgeführt, meist im Rahmen multizentrischer Studien bei bestimmten Tumorarten, an denen jeweils mehrere Kliniken beteiligt sind. Federführend sind u.a.: Tübingen (Brustkrebs); Heidelberg, Göttingen (Nierenkrebs); Leipzig, Benjamin-Franklin-Klinik, Berlin (Melanom) und Mainz, wo ein Impfzentrum geplant wird.

Unterstützende Immuntherapien

Die hier beschriebenen Immuntherapien beeinflussen mehr oder weniger direkt das Immunsystem, indem sie die Aktivität der Abwehrzellen oder ihre Anzahl erhöhen. Das ist ein wesentlicher Teil jeder biologischen Krebsbehandlung, aber das allein reicht oft nicht aus. Was nutzt beispielsweise die Immunstimulierung, wenn sich die Krebszellen tarnen? Oder wenn den Abwehrzellen Vitamine oder Spurenelemente fehlen, um die Anregung auch in Aktivität umsetzen zu können? Oder wenn das Immunsystem an zu vielen Fronten kämpfen muss, weil der Körper über den Darm oder durch Medikamente übermäßig mit Giften belastet wird? Oder wenn die Psyche gleichzeitig dämpfende Impulse gibt? Das Immunsystem ist ja kein isoliertes System in unserem Organismus, sondern es kann nur wirksam werden, wenn auch Stoffwechsel, Verdauung, Kreislauf, Nerven und andere Regulatorsysteme gut funktionieren.

Ärzte aus der Natur- oder Erfahrungsheilkunde haben daher schon immer die eigentlichen Immuntherapien nur als Teil einer umfassenderen Behandlung angesehen. Zu den unterstützenden Therapien im weiteren Sinne gehören Maßnahmen allgemeinerer Art wie eine optimale Ernährung, körperliche Bewegung und psychische Festigung. Darauf wird im Kapitel »Selbsthilfe – ›Ich werde es schaffen!‹« näher eingegangen, weil diese Maßnahmen weitgehend in den Bereich der Selbsthilfe fallen. Im Folgenden sollen unterstützende Therapien im engeren Sinn vorgestellt werden. Mit ihnen wird versucht, die Krebsabwehr durch das Immunsystem direkt zu unterstützen oder zu ergänzen.

Enzymtherapie

Ein Grund, warum abwehrstärkende Behandlungen mit Mistel, Thymus oder anderen Mitteln nicht immer den erhofften Erfolg bringen, scheint darin zu liegen: Krebszellen können sich durch eine Hülle aus Eiweißen tarnen. Dadurch werden sie für die Abwehrzellen schlecht erkennbar. Eiweiß spaltende Enzyme können diese Hülle jedoch auflösen, die Krebszellen werden als fremdartig erkannt und dadurch leichter angreifbar.

Enzyme werden in vielfältiger Form vom Körper genutzt. An fast allen Stoffwechselvorgängen sind sie als so genannte Katalysatoren, als Helfer, beteiligt. Ohne sie würde z. B. die Verdauung nicht funktionieren, denn Enzyme spalten Fette, Kohlenhydrate oder Eiweiße. Der Körper stellt die Enzyme selbst her oder nimmt sie mit der Nahrung auf. Medizinisch werden sie unter anderem zum Auflösen von Blutgerinnseln bei Gefäßverschlüssen genutzt oder in der Sportmedizin zur Behandlung von Schwellungen und Ergüssen.

In der *adjuvanten Krebstherapie* werden vor allem proteolytische, also Eiweiß spaltende Enzyme eingesetzt. Es sind vornehmlich *Bromelain* aus der Ananas, *Papain* aus der Papaya sowie *Trypsin* und *Chymotrypsin* aus der Bauchspeicheldrüse von Tieren. Die Präparate enthalten diese Enzyme in hoch gereinigter Form. Mischpräparate aus mehreren Enzymen sind wirksamer als einzelne Enzyme.

Was kann eine Enzymtherapie bewirken?

Über die Enzymbehandlung liegen eine Reihe von Untersuchungen und Beobachtungen vor. Danach kann sie Folgendes bewirken:

- Die Eiweiß spaltenden Enzyme lösen die Eiweißhülle um Tumorzellen auf und enttarnen sie.
- Oft verknüpfen sich Tumorbestandteile und Immunzellen zu Knäueln, die das Abwehrsystem irritieren und die feinen Blutgefäße und Lymphbahnen verstopfen. Enzyme lösen solche Immunkomplexe auf.
- Auch eine andere Wirkung macht Enzyme wertvoll: Sie können Entzündungen und Schwellungen hemmen, die oft Begleiterscheinungen anderer Therapien sind.

Entsprechend ihrer Wirkungsweise finden Enzyme breite Verwendung zur Unterstützung einer Immuntherapie, vor allem in folgenden Anwendungsbereichen:

- *Metastasen-Verhütung:* Die Enzyme werden vor, während und einige Tage nach der Operation in erhöhter Dosierung eingenommen, etwa zwei- bis dreimal soviel, wie im Beipackzettel als Normaldosis angegeben ist. Da bei der Operation einzelne Tumorzellen ins Blut geschwemmt werden könnten, sollte das Abwehrsystem in dieser Phase besonders aktiviert sein, um solche Zellen zu beseitigen, bevor sie sich irgendwo einnisten können.

- *Immunmodulation:* Langfristige Anwendung in normaler Dosierung, um eine Immuntherapie in ihrer Wirksamkeit zu verbessern.

- *Minderung von Nebenwirkungen:* Während einer Chemo- oder Strahlentherapie können Enzyme Entzündungen oder Schwellungen abmildern. In dieser Zeit sollen sie in erhöhter Dosis zusammen mit Radikalfängern und Immunstimulatoren eingenommen werden (siehe a. S. 76 ff.).

- *Behandlung von Begleiterkrankungen:* Nach klinischen Therapien können Lymphödeme oder Infektionen mit Herpes zoster auftreten. Eine Behandlung mit hoch dosierten Enzymen kann in solchen Fällen hilfreich sein.

Die *Nebenwirkungen* einer Enzymbehandlung sind selten und erträglich. Veränderungen am Stuhl, etwa von Farbe, Geruch oder Konsistenz, normalisieren sich nach der Behandlung oder nach einer Reduzierung der Dosis. Die leicht abführende Wirkung der Enzyme kann in vielen Fällen sogar erwünscht sein. Sie werden meist als dünndarmlösliche Dragees verabreicht, bei hoher Dosierung auch als Klistier (siehe »Bezugsadressen für Präparate und Heilmethoden« ab S. 203).

Wenn aus anderen Gründen Blut verdünnende Präparate nötig sind (Marcumar, Schmerzmittel mit Acetylsalicylsäure), sollen Enzyme nicht oder nur in Absprache mit dem Therapeuten eingenommen werden.

Die *Kostenerstattung* durch die Krankenkassen soll vorher geklärt werden.

Sauerstofftherapien

Viele Therapeuten wenden bei ihren Patienten zur Unterstützung von Mistel- oder Thymustherapien eine Behandlung mit Sauerstoff an. Dadurch soll ein mögliches Sauerstoffdefizit des Körpers ausgeglichen und die Wirksamkeit anderer Behandlungen verbessert werden. Ein durch die Krankheit bedingter Mangel an Bewegung, Bettlägerigkeit, Stress, die Operation sowie die Strahlen- oder Chemotherapie mindern die Sauerstoffaufnahme von Geweben und Zellen. Dadurch, so die Befürworter dieser Therapie, wird auch die Leistungsfähigkeit des Immunsystems beeinträchtigt.

Auf die Bedeutung von Sauerstoff bei der Krebsbehandlung sind die Onkologen erst in den letzten Jahren aufmerksam geworden. Sie beobachteten, dass Patienten mit Blutarmut (Anämie) weniger gut auf Zytostatika oder Strahlen ansprachen. Auch Nebenwirkungen traten bei ihnen heftiger auf. Viele fühlten sich noch Wochen oder Monate nach der Behandlung erschöpft, antriebslos und müde – ein Zustand, der den Namen »Fatigue« bekam. Mehrere Studien an Unikliniken ergaben, dass Strahlen- oder Chemotherapien sehr viel wirksamer sind, wenn die Gewebe und auch die Geschwulst gut durchblutet und mit Sauerstoff versorgt sind. Auch die Nebenwirkungen ließen sich dann deutlich vermindern. In Kliniken erhalten anämische Patienten nun häufig das Nebennieren-Hormon Erythropoetin. Es fördert die Blutbildung. Als EPO wurde es bekannt, als herauskam, dass Sportler es als Dopingmittel benutzten. Auch eine Sauerstoffbehandlung verbessert deutlich die Durchblutung – besonders die Sauerstoff-Mehrschritt-Therapie. Vor allem während einer Strahlenbehandlung sollte sie parallel dazu durchgeführt werden.

Für die ambulante Behandlung werden Sauerstofftherapien in zwei Versionen angeboten, die oftmals miteinander kombiniert werden.

Sauerstoff-Mehrschritt-Therapie (SMT)

Diese Form der Sauerstoffbehandlung wurde von Professor Manfred von Ardenne entwickelt. Der Patient atmet über eine Nasensonde für 2 Stunden mit reinem Sauerstoff angereicherte Luft ein. Ist der Patient körperlich ausreichend leistungsfähig, kann die Behandlung während körperlicher Belastung, z. B. auf einem Fahrradergometer, durchgeführt werden. Dann reichen 20 bis 30 Minuten. Bei Tumorpatienten wird die SMT meist mit einer Immunstimulierung durch Thymus- oder Mistelspritzen verbunden. Ein Behandlungszyklus besteht aus etwa 12 Anwendungen. Nach einem halben oder ganzen Jahr sollte die Therapie wiederholt werden.

Behinderte Patienten können sich auch Geräte für den Hausgebrauch ausleihen.

Kostenerstattung: Die Krankenkassen dürfen die Rechnung *nicht* erstatten.

Blutwäsche (HOT)

Die Hämatogene Oxidations-Therapie (HOT) wird ebenfalls bei Tumorpatienten unterstützend angewandt. Sie soll das Blut reinigen, von Erregern befreien und belebend wirken. Viele Therapeuten verbinden sie mit der Sauerstoff-Mehrschritt-Therapie.

Dem Patienten wird etwa 1/4 Liter Blut aus der Vene entnommen, mit Ozon durchmischt und in den Blutkreislauf zurückgeleitet. Bei einer anderen Form wird das entnommene Blut mit UV-Licht bestrahlt. Über die Wirksamkeit bei Krebs liegen bisher wenig Belege vor.

Die *Kostenerstattung* ist für gesetzliche Kassen *nicht* möglich.

Fiebertherapie

Nicht mit der Hyperthermie verwechselt werden sollte die Fiebertherapie. Bei beiden findet zwar eine Überwärmung statt, doch dürfte es ein Unterschied sein, ob diese durch Erhitzen des Körpers von außen zustande kommt oder ob sie von innen durch körpereigene Reaktionen ausgelöst wird.

Als »reinigendes Feuer« wurde das Fieber schon von Hippokrates und anderen griechischen Ärzten der Antike bezeichnet. Sie hatten richtig erkannt, dass eine erhöhte Körpertemperatur heilend wirkt. In die Tumorbehandlung wurde die Fiebertherapie vor etwa 100 Jahren von dem amerikanischen Arzt William Coley eingeführt. Er entwickelte eine Bakterienmischung (»Mixed Bacterial Vaccine«), die er den Patienten injizierte. Sie reagierten darauf mit Fieberschüben von 39° bis 41 °C. Er berichtete von ungewöhnlichen Erfolgen bei Krebspatienten, sogar von mehreren Heilungen. Heute wird auch mit anderen ungefährlichen Erregern Fieber erzeugt, auch mit Zytokinen ist es möglich.

Über die Fiebertherapie liegen einige klinische Untersuchungen vor, jedoch kaum kontrollierte Behandlungsstudien. Ihnen lässt sich entnehmen, dass das ganze Immunsystem in ungewöhnlicher Weise mobilisiert und aktiviert wird; es werden besonders viele Zytokine freigesetzt. Wie sich das langfristig auf eine Tumorerkrankung auswirkt, ist nicht genau zu sagen. Beobachtungen sprechen für einen günstigen Effekt. Über gute Erfolge wird bei Sarkomen, Nieren- und Eierstockkrebs berichtet, von einigen Therapeuten auch bei Leukämien und Lymphomen sowie bei Brust- und Darmkrebs.

Positive Wirkungen legen auch andere Untersuchungen nahe. In der wissenschaftlichen Literatur werden zum Beispiel so genannte Spontanheilungen mit darauf zurückgeführt, dass Krebspatienten eine Infektion mit hohem Fieber durchmachten und dadurch geheilt wurden. Dass fieberhafte Infekte vor Krebs schützen, wird durch mehrere Studien bestätigt. Die neueste wurde 1996 im Deutschen Krebsforschungszentrum in Heidelberg abgeschlossen. Das Ergebnis: Bei Erwachsenen, die in der fünfjährigen Beobachtungszeit eine oder mehrere Erkrankungen mit Fieber durchgemacht hatten, war das Risiko, an einem Melanom zu erkranken, um das 5- bis 10fache erniedrigt. Auch für andere Krebsarten liegen Untersuchungen vor, dass grippale Infekte mit Fieber die Erkrankungshäufigkeit senken und dass Fieber vermutlich sogar eine Erkrankung im Anfangsstadium stoppen oder heilen kann.

Die Fiebertherapie wird in Nachbehandlungskliniken oder Sanatorien durchgeführt, selten bei niedergelassenen Ärzten, denn diese haben kaum die Möglichkeit, den Patienten während des mehrstündigen Fieberschubs mit manchmal heftigem Schüttelfrost laufend zu überwachen. Ob eine milde Hyperthermie mit 40° bis 41 °C, wie sie in manchen Praxen mit Überwärmungsgeräten durchgeführt wird, eine der Fiebertherapie vergleichbare Wirkung hat, ist ungeklärt.

Die *Kostenerstattung* durch die Krankenkasse muss vorher geklärt werden.

Vitamine

Vitamine sind Substanzen, die der menschliche Körper meist nicht selbst bilden kann und die deshalb über die tägliche Nahrung zugeführt werden müssen.

Aus mehreren Gründen sind Vitamine für eine ganzheitliche Krebsbehandlung wichtig, ja unentbehrlich. Der Körper braucht sie, um ganz allgemein seine Widerstandskraft gegen Krankheiten zu erhöhen; das Immunsystem benötigt einige der Vitamine als Bausteine für die Bildung und Bewaffnung von Abwehrzellen. Und nicht zuletzt: Bestimmte Vitamine können die Entstehung von Krebszellen verhindern, sie können beginnende Zellentartungen rückgängig machen und unter Umständen Rückfälle verhüten.

Zahlreiche Studien haben gezeigt, dass vor allem drei Vitamine im Krebsgeschehen eine Rolle spielen, und zwar das Vitamin A und seine Vorstufe Beta-Karotin sowie die Vitamine C und E. Vitamine der B-Gruppe und Vitamin D haben auf das Krebsgeschehen keinen nennenswerten Einfluss. Manche Untersucher jedoch messen dem Vitamin D einen hemmenden Einfluss bei Brust- und Darmkrebs zu. Eine ausreichende Zufuhr von Vitaminen soll möglichst durch eine vollwertige und abwechslungsreiche Ernährung erfolgen. Lesen Sie hierzu den Abschnitt »Ernährung als Heilhilfe« ab Seite 100. Die Krankheit kann jedoch aus vielerlei Gründen zu einem erhöhten Bedarf führen, der allein durch die Ernährung nicht gedeckt werden kann.

Vitamin A

Das fettlösliche Vitamin A – es wird wissenschaftlich als Retinol bezeichnet – gehört zur größeren Gruppe der Retinoide. Hierzu zählen auch seine Abkömmlinge, die Vitamin-A-Säuren und die Vitamin-A-Aldehyde. Alle drei Retinoide lassen sich prophylaktisch und therapeutisch nutzen. In der adjuvanten Krebstherapie sind es folgende Eigenschaften, die die Retinoide so wertvoll machen:

- *Zellschutz:* Rund 80 Prozent aller Krebserkrankungen gehen vom Plattenepithel aus, also den Deckschichten der Haut und Schleimhäute. Zu diesen Plattenepithel-Karzinomen gehören fast alle bösartigen Organtumoren. Vitamin A und seine »Verwandten« schützen die Epithelzellen vor Entartung.

- *Zelldifferenzierung:* Bei Krebserkrankungen findet eine Entdifferenzierung statt, die Tumorzellen verlieren ihre spezifischen Eigenschaften. Oft ist bei Metastasen nicht mehr erkennbar, ob eine entartete Zelle aus der Blase oder der Brust stammt. Je weiter diese Entdifferenzierung fortschreitet, desto bösartiger und unangreifbarer wird die Krebszelle. Retinoide können die Entdifferenzierung bremsen und in Vorstadien des Krebses sogar rückgängig machen.

- *Selbstreparatur:* Alle Zellen verfügen über ein eigenes Reparatursystem, das eintretende Schäden behebt. Retinoide stärken dieses Selbstschutzsystem. In mehreren Studien konnte gezeigt werden, dass sich Zellschäden, die wie Dysplasien oder Leukoplakien oft Vorstufen (Präkanzerosen) von Krebs sind, unter Gaben von Vitamin A, von Karotinen oder Vitamin-A-Säuren zurückbilden.

Vorbeugung und Therapie

Diese Eigenschaften verleihen den Retinoiden ein hohes Schutzpotenzial. In zahlreichen Studien, bei denen die Ernährungsgewohnheiten großer Bevölkerungsgruppen untersucht wurden, fanden sich dafür deutliche Hinweise. Bei einem Mangel an Karotinen und Vitamin A in der Nahrung kommt es vermehrt zu Tumoren in der Lunge, des Rachens, der Speiseröhre, der Brust, der Blase und der Gebärmutter. Vermutlich gilt das auch für andere Krebserkrankungen, beispielsweise die von Darm, Magen, Blase oder Haut.

Auch therapeutisch gewinnt Vitamin A (oder Vitamin-A-Säure) an Bedeutung. Zur Rezidiv-Verhütung wird es in einigen Kliniken bei Rachen- und Halstumoren, bei Blasen- und Lungenkrebs eingesetzt, so z. B. im Klinikum Großhadern in München. Dabei werden Hochdosen von 300 000 IE (Internationale Einheiten) bis zu 1,5 Mio. IE pro Tag verabreicht, also ein Vielfaches der empfohlenen täglichen Nahrungszufuhr. Die Rate örtlicher Rückfälle kann auf diese Weise bis um die Hälfte verringert werden. An der Medizinischen Hochschule in Hannover ließen sich die Behandlungsergebnisse bei der Chronisch-myeloischen Leukämie (CML) durch Vitamin A um 30 Prozent verbessern.

Nebenwirkungen können bei längerer hoch dosierter Einnahme in Form von Leberschäden, Missbildungen bei Föten, Übelkeit, Haarausfall oder Kopfschmerzen auftreten. Deswegen darf eine hoch dosierte Vitamin-A-Einnahme in Tablettenform nur unter ärztlicher Überwachung erfolgen (siehe auch Tabelle 3 auf S. 86).

Vitamin-A-haltige Lebensmittel sind Leber, Eigelb und Milchprodukte. Den Hauptbedarf deckt der Körper aus Karotinen.

Beta-Karotin

In der Natur gibt es weit über 100 Substanzen, die zur Gruppe der Karotinoide gehören. Davon haben etwa 50 ähnliche Eigenschaften wie das verbreitete Beta-Karotin. Aus Beta-Karotin kann der Körper Vitamin A bilden, weshalb es auch als Provitamin A bezeichnet wird. Als Radikalfänger noch wirksamer als Beta-Karotin ist beispielsweise das Lycopin aus Tomaten. Die große Vielfalt dieser Stoffgruppe erklärt sich folgendermaßen:

Wirkungen der Karotinoide

Die meisten Karotinoide, die wir essen, nutzt der Körper, um daraus seinen Bedarf an Vitamin A aufzubauen. Darüber hinaus aber haben sie eigenständige Wirkungen, die das Vitamin A nicht oder nicht in dem Maße hat:

- Sie fangen als Antioxidanzien schädliche freie Radikale ab.
- Sie entschärfen und neutralisieren Krebs auslösende Schadstoffe, also Kanzerogene.
- Sie aktivieren Abwehrzellen, vor allem die Killerzellen.
- Sie unterstützen die Reparatur von Genschäden und hemmen die Entdifferenzierung von Krebszellen und damit ihre Bösartigkeit.

Pflanzen bilden Karotine und ähnliche Substanzen, um sich selbst vor Schäden durch freie Radikale zu schützen, wie sie sich zum Beispiel bei intensiver Sonnenbestrahlung oder durch Schadstoffe bilden. Die Vitamine und andere Pflanzenstoffe wirken als Antioxidanzien und Umweltschutz. Jede Pflanze hat auf etwas unterschiedliche Weise ihre eigenen Schutzmechanismen entwickelt.

Um das zu erreichen, sind ständig hohe Karotinspiegel im Blut erforderlich. Bei besonderen Belastungen, z. B. einer Chemo- oder Strahlentherapie, reicht die Ernährung nicht immer aus. Dann raten Vitaminforscher zu einer zusätzlichen Einnahme in Form von Präparaten. Umstritten sind Studien, nach denen reines Beta-Karotin die Entwicklung von Lungenkrebs gefördert haben soll. Sicherheitshalber sollte Beta-Karotin nicht allein, sondern zusammen mit anderen Antioxidanzien genommen werden. Es könnte auch durch ein anderes Karotinoid wie das Lycopin aus Tomaten ersetzt werden (siehe auch Tabelle 3 auf Seite 86).

Vitamin C

Seltsamerweise können nur drei Säugetiere ihre benötigten Mengen an Vitamin C (Ascorbinsäure) nicht selbst im Körper zusammenbauen. Es sind die Meerschweinchen, die Affen und der Mensch. Sie sind auf die Zufuhr des fertigen Vitamins durch die Nahrung angewiesen. Das aufgenommene Vitamin C wird im Dünndarm resorbiert. Die Aufnahmefähigkeit sinkt mit der zugeführten Menge. Aus einer Einmaldosis von 1 Gramm werden 60 bis 75 Prozent aufgenommen, von 3 Gramm 40 Pro-

Bedeutung für das Krebsgeschehen

Vitamin C ist an zahlreichen Stoffwechselvorgängen beteiligt. Auch die Abwehrzellen kommen nicht ohne dieses Vitamin aus. Fresszellen zum Beispiel werden träge, wenn sie nicht mit Vitamin C »gefüttert« werden. Für das Krebsgeschehen sind folgende Eigenschaften wichtig:

- Vitamin C macht Nitrosamine und andere Krebs fördernde Stoffe unschädlich.
- Es fängt freie Radikale ab, wirkt also als Antioxidans.
- Es aktiviert die Fress- und Killerzellen.
- Es bremst das Entstehen und das Wachstum verschiedener Tumoren. Belegt ist das für Magen- und möglicherweise auch Brustkrebs.

zent und von 10 Gramm nur noch 20 Prozent. Als Präparat soll Vitamin C daher in mehreren kleinen Dosen eingenommen werden. Nicht benötigtes Vitamin C wird über die Nieren ausgeschieden.

Der normale Bedarf ist für gesunde Menschen fast immer durch eine vollwertige Ernährung zu decken. Bei Tumorerkrankungen sollten jedoch größere Mengen aufgenommen werden. Besonders bei Bestrahlungen oder einer Chemotherapie ist das nötig. Ob die Einnahme von über einem Gramm sinnvoll ist, kann wissenschaftlich noch nicht beantwortet werden. Manche Therapeuten folgen dem Rat des mittlerweile verstorbenen Prof. Pauling und empfehlen täglich 10 Gramm und mehr (siehe auch Tabelle 3 auf Seite 86).

Bei Hochdosen kann es zu Säurebeschwerden, Verdauungsstörungen, Schlaflosigkeit und bei entsprechender Veranlagung zur Bildung von Harnsteinen kommen.

Vitamin E

Vitamin E ist ein Oberbegriff für verschiedene Verbindungen, die als Tocopherole bezeichnet werden. Da sie im Körper hauptsächlich als Antioxidanzien wirken, haben sie in vielen Organen entsprechende Funktionen: Sie greifen günstig in Entzündungsprozesse ein, schützen und stärken die Blutkörperchen und beugen der Arterienverkalkung vor. Bei Krebs nutzt man folgende Eigenschaften von Vitamin E:

Eigenschaften von Vitamin E

- Als Radikalfänger schützt es die Zelle vor freien Radikalen. So kann 1 Molekül Vitamin E etwa 2 000 Moleküle der Zellmembran vor Schäden bewahren.
- Es macht Schadstoffe unschädlich, die Krebs auslösen oder fördern können.
- Es erhöht die Abwehrleistung von T-Lymphozyten.
- Es bessert innere Entzündungen und schützt davor, dass diese chronisch werden.
- Bei verschiedenen Krebsarten hemmt es die Entstehung und das Wachstum, vor allem zusammen mit Vitamin A. Belegt ist das bei Tumoren des Darms, der Prostata, der Speiseröhre sowie bei Mund- und Rachenkrebs.

Erhöhter Bedarf bei Krebs

Zum Schutz vor Krebs und bei Erkrankungen liegt der Bedarf deutlich über dem eines Gesunden. Er ist dann auch kaum durch die Ernährung zu decken. Bei besonderen Belastungen durch freie Radikale sind täglich etwa 80 mg nötig, während einer Strahlen- oder Chemotherapie mindestens die doppelte Menge. Viele Ärzte raten zu 400 mg (s. Tab. 3).

Der Blutspiegel von Vitamin E erreicht bei Einnahme von Präparaten in etwa vier Wochen sein Maximum. Die Einnahme soll wie bei anderen Vitaminen in jeweils kleinen Mengen über den Tag verteilt erfolgen.

Nebenwirkungen sind bei Dosierungen bis zu 1 g pro Tag nicht bekannt.

Tab. 3: Der tägliche Bedarf an ausgewählten Vitaminen

Vitamin (Maßeinheit)	normaler Bedarf	bei Belastung, Genesungszeit	Schutz vor Nebenwirkungen
Vitamin A (IE)	5 000	5 000–10 000	10 000 und mehr
Karotin (mg)*	6–12	12–25	25–50
Vitamin C (mg)*	75–150	150–500	500–> 1 000
Vitamin D (IE)	200–400	400–500	nicht bekannt
Vitamin E (mg)*	6–30	60–100	100–800
Vitamin B_6 (mg)	1,5–2,5	5–25	nicht bekannt
Folsäure (mg)	150 µg	1–5 mg	nicht bekannt
Niacin (mg)	10–20	25–50	nicht bekannt

In der 2. Spalte ist der Normalbedarf angegeben, wie er allgemein empfohlen wird. Er lässt sich in der Regel durch eine vollwertige Ernährung decken. Bei Belastungen und in der Genesungszeit (3. Spalte) oder bei aggressiven Krebstherapien (4. Spalte) sind höhere Dosierungen erforderlich, die kaum durch die Ernährung zu decken sind. Radikalfänger sind durch * gekennzeichnet. (Tab. 3 nach Prof. Schmidt, evi).
Anmerkung: Vitamin A als Hochdosis nur auf ärztliche Anordnung.
Maßeinheiten: IE = Internationa-

Radikalfänger – zu dritt am stärksten

Bei der Abwehr von freien Radikalen und von anderen schädigenden Einflüssen wirken die genannten Vitamine eng zusammen. Erst gemeinsam sind sie stark. So ist Vitamin C vor allem in dem Raum zwischen den Zellen aktiv. Vitamin E schützt vornehmlich die Zellmembranen und die darin enthaltenen Fette und Eiweißmoleküle. Es wird durch Vitamin C wieder regeneriert. Wirksam ergänzt werden beide durch Beta-Karotin, das vor allem das Erbgut in der Zelle schützt.

Als Radikalfänger sollen die drei Vitamine daher zusammen eingenommen werden, bei starken Belastungen zusätzlich das Spurenelement Selen (siehe S. 89). Es gibt Kombinationspräparate mit allen vier Stoffen, die sich für eine normale Prophylaxe eignen. Bei den hohen Belastungen durch eine Chemo- oder Strahlentherapie wären Dosierungen ratsam, wie sie nur in Einzelpräparaten enthalten sind.

Die Wirksamkeit bei Präkanzerosen

Wie wirksam diese drei Vitamine als Schutz- und Hemmstoffe sind, belegt eine Studie an der Universität Heidelberg. Ausgewählt für einen Behandlungsversuch wurden Patienten mit klinisch nachgewiesenen Zelldysplasien und Leukoplakien in der Mundhöhle oder im Rachen. Solche Zellschäden gelten als Präkanzerosen, als Vorstufen zum Krebs. Sie treten vor allem bei Rauchern auf. Ein Teil der Versuchspersonen hatte schon eine Krebsoperation hinter sich.

Diese Patientengruppe wurde drei Monate lang mit einer Kombination der drei Antioxidanzien behandelt. Täglich nahmen sie 75 mg Beta-Karotin, 1 g Vitamin C und 100 mg Vitamin E ein.

Nach der vierteljährlichen Behandlung hatten sich die Schleimhautveränderungen bei 98 Prozent der Patienten ganz oder teilweise zurückgebildet. Bei den Patienten, die ganz auf das Rauchen verzichteten, hatte sich wieder eine gesunde, normale Schleimhaut gebildet. Bei denen, die weiterhin rauchten, waren erhebliche Besserungen eingetreten. Die 1996 durchgeführte Studie bestätigt die Ergebnisse früherer Untersuchungen in Frankreich, wo man ähnliche Erfolge allein mit Beta-Karotin erreicht hatte. Die Heidelberger Studie soll weitergeführt werden, um zu prüfen, ob eine langfristige Behandlung das Auftreten von Rezidiven bei Mund- und Rachenkrebs verhindern kann. Diese Rückfälle sind relativ häufig, vermutlich, weil bei der Tumoroperation solche Präkanzerosen übersehen und nicht beseitigt werden. Sie führen dann zu erneutem Tumorwachstum. Bei der Behandlung mit Strahlen oder Zytostatika könnten sogar neue Zellschäden entstehen.

Da die Behandlung mit den drei Vitaminen unter ärztlicher Aufsicht nicht gefährlich ist, die Wahrscheinlichkeit einer Wirksamkeit aber hoch ist, sollten Patienten mit Mundhöhlen- oder Kehlkopfkrebs diese Möglichkeit einer Rückfallverhütung nutzen, auch wenn genauere Studienergebnisse noch fehlen. Auch Raucher, die es nicht lassen können, dürften von solch einer Prophylaxe profitieren.

Ähnlich gute Erfolge bei Präkanzerosen wurden an der Münchner Maximilians-Universität mit einer hoch dosierten Vitamin-A-Behandlung erzielt. Die Patienten nahmen über mehrere Wochen täglich bis zu 1,5 Millionen IE ein.

Mineralstoffe

Was der Körper an Mineralstoffen braucht, kann bei einer vollwertigen und abwechslungsreichen Ernährung meist ausreichend zugeführt werden. Eine zusätzliche Gabe kann nötig sein, wenn Verdauungs- oder Stoffwechselstörungen bestehen, wenn Gemüse, Obst oder Vollkornprodukte beispielsweise infolge einer Chemotherapie schlecht vertragen werden oder wenn besondere Belastungen vorliegen. Dann ist ein Kombinationspräparat ratsam, das alle Mineralstoffe in einem biologischen Verhältnis zueinander enthält, wie sie vom Organismus benötigt werden. Die erhöhte Zufuhr einzelner Substanzen kann das Stoffwechsel-Gleichgewicht stören. Sie sollte nur erfolgen, wenn der Arzt einen bestimmten Mangel feststellt. Mehr einzunehmen, als vom Organismus benötigt wird, bringt keine zusätzlichen Vorteile.

Außer von Magnesium ist bei Krebserkrankungen nicht bekannt, dass einzelne Mineralstoffe – auch als Elektrolyte bezeichnet – eine besondere Bedeutung haben. Magnesium hat einen ausgleichenden Einfluss auf das Nervensystem, kann also unter Umständen depressive Zustände beheben helfen. In solchen Fällen könnte eine zusätzliche Einnahme hilfreich sein.

Spurenelemente

Von den Spurenelementen, die oft nur in tausendstel oder millionstel Gramm pro Tag benötigt werden, sind einige für die Funktion des Abwehrsystems und den Schutz vor Krebs wichtig. Diskutiert wird der Einfluss von Selen, Zink, Kupfer und Eisen. Mit Ausnahme von Selen können jedoch derzeit keine allgemeinen Empfehlungen für eine zusätzliche Einnahme gegeben werden, es sei denn, der Arzt stellt einen Mangel an einem dieser Spurenelemente fest. Die zusätzliche Einnahme von Zink wird von manchen Ärzten zumindest für die Dauer einer belastenden Therapie empfohlen, in einer Dosierung von 20 bis 50 mg pro Tag. Zink ist ein essenzieller Bestandteil von über 70 Enzymen, von denen einige an der Bildung von Thymushormonen und damit an der Ausreifung von Abwehrzellen beteiligt sind. Ein Zinkmangel könnte zu einer Abwehrschwäche führen.

Selen

Selen wird als Baustein eines Enzyms, der Glutathionperoxidase, benötigt. Dieses Enzym schützt vor allem die Blutzellen vor freien Radikalen, insbesondere vor den so genannten Peroxiden. Das Enzym arbeitet sozusagen als ein körpereigener Radikalfänger. Aber auch andere Körperzellen werden durch Peroxide in ihrer Funktion gestört oder gar zerstört. Darauf ist zurückzuführen, dass Selen als Bestandteil des Enzyms sehr wirksam vor Schäden durch Bestrahlungen oder eine Chemotherapie schützt. Zusammen mit den antioxidativen Vitaminen Beta-Karotin, C und E trägt Selen dazu bei, kanzerogene Schadstoffe wie Aflatoxine (Schimmelpilzgifte), Benzpyrene (die beim Rauchen oder Grillen entstehen) oder Nitrosamine unschädlich zu machen. Es fördert die Ausleitung von Schwermetallen aus dem Körper, besonders die von Quecksilber. Selen ist der Wirkstoff in vielen Entgiftungsenzymen, wie auch Zink.

Der tägliche Bedarf an Selen beträgt nach derzeitigen Erkenntnissen etwa 80–120 Mikrogramm (µg). Davon werden durch die normale Ernährung selten mehr als 50 µg gedeckt. Viele Therapeuten empfehlen daher die vorsorgliche Einnahme von ein bis zwei Selenhefe-Tabletten, die meist 50 µg Selen enthalten. Bei besonderen Belastungen durch eine Strahlen- oder Chemotherapie sollen laut diesen Empfehlungen 500 µg bis 1000 µg pro Tag genommen werden. Diese Mengen können über Trinkampullen zugeführt werden. Nach der Behandlung wird die Dosis wieder auf den Normalbedarf reduziert. Nebenwirkungen sind erst bei einer Dauereinnahme von mehr als 500 µg täglich zu befürchten. Hohe Dosen sollen nicht zusammen mit Vitamin C genommen werden, da dies die Aufnahme von Selen beeinträchtigt. Es genügt, bei der Einnahme einen Abstand von 2 Stunden einzuhalten.

Neue Empfehlungen des Selenforschers Prof. Schrauzer gehen dahin, Selen in einer Dosierung von etwa 200 µg pro Tag auch noch in der Nachbehandlungszeit einzunehmen. In den USA konnte damit bei Patienten mit

Hautkrebs eine deutliche Verminderung der Sterblichkeit erreicht werden.

Selenhaltige Lebensmittel sind vor allem Fisch mit 75 µg pro 100 Gramm Ware, Weizenkorn mit 35 µg, Eier mit 15 bis 20 µg sowie Rind- und Schweinefleisch mit 10–35 µg.

Kurz zusammengefasst: Welches sind geprüfte und empfohlene Therapien?

Die in den vorangegangenen Kapiteln unter »Biologische Therapien« und »Unterstützende Immuntherapien« beschriebenen Mittel und Behandlungen gehören sozusagen zu den »Standardtherapien« der unkonventionellen Krebsmedizin. Sie werden zum Teil seit vielen Jahren angewandt – mit Erfolg, wie die behandelnden Ärzte und die behandelten Patienten mehrheitlich bekunden. Überzeugend bestätigt wurde das 1995 durch eine bundesweite repräsentative Umfrage der Gesellschaft für Biologische Krebsabwehr. Auf die Frage: »Wie hat Ihnen die biologische Behandlung geholfen?« antworteten von über 2 000 Patienten 79 Prozent mit »gut«, 8 Prozent mit »mäßig« und 2 Prozent mit »nicht«. 11 Prozent der Befragten meinten, *das noch nicht beurteilen zu können.*

Für die konventionelle Schulmedizin gelten diese Mittel und Methoden noch immer als »Medikamente mit fraglicher, weil nicht bewiesener Wirksamkeit«. Diese Einschätzung wird von den Vertretern der unkonventionellen Medizin zumindest in dieser pauschalen Form zurückgewiesen, zunehmend auch von anderen Krebsärzten und Forschern. Dieser unkonventionelle Zweig der Krebsmedizin wird von zwei Gesellschaften repräsentiert – der Deutschen Gesellschaft für Onkologie, der vor allem Ärzte und Wissenschaftler angehören, sowie der Gesellschaft für Biologische Krebsabwehr, einem Zusammenschluss von Laien, Ärzten und anderen Therapeuten. In einem gemeinsamen Positionspapier stellen die beiden Gesellschaften fest:

- Die undifferenzierte Ablehnung komplementärer Therapien ist nicht gerechtfertigt. Ihre Wirksamkeit bei bestimmten Indikationen lässt sich durch Studien belegen. Bei der Beurteilung dieser Therapien müssen außerdem die Erfahrungen von Ärzten und Patienten berücksichtigt werden.

- Durch die oftmals nicht nachvollziehbaren Bedenken und Vorurteile der Schulmedizin werden die Patienten verunsichert und ihre medizinische und menschliche Betreuung erschwert.

- Für viele Patienten ist Krebs zu einer chronischen Krankheit geworden, die der ständigen Betreuung bedarf. Zu dieser Nachbetreuung sind jedoch konventionelle Therapien wenig geeignet. Hier können komplementäre Therapien die Krebsmedizin zum Wohle der Patienten sinnvoll erweitern und eine »therapeutische Lücke« schließen.

In der folgenden Tabelle (siehe S. 92) sind die Mittel und Methoden der komplementären Krebsmedizin zusammengestellt, über deren Wirksamkeit gesicherte Erkenntnisse vorliegen und deren Anwendung empfohlen oder als vertretbar angesehen werden kann. Die Zusammenstellung erfolgte von Prof. Josef Beuth von der Universität Köln, dem Präsidenten der Deutschen Gesellschaft für Onkologie.

Schadet eine Übertherapie?

Bei der Krebs*behandlung* stellt sich immer wieder die Frage: Welche *Maßnahmen* sind nötig, auf welche ließe sich ohne Schaden verzichten? Eine »Übertherapie« wird beispielsweise bei der Chemotherapie kritisiert, sie ist aber auch mit biologischen Mitteln möglich. Manche Hersteller schreiben ihren Mitteln Wirksamkeiten bei Krebs zu, die kaum zu begründen sind. Einige Immuntherapeuten wiederum neigen dazu, alles einzusetzen, was nützlich sein könnte; doch auch in der Krebsmedizin gilt der Satz: *»Weniger hilft oft mehr.«*

Es gibt bisher keine Belege dafür, dass durch die gleichzeitige Anwendung mehrerer Immunmodulatoren, etwa von Mistel *plus* Thymus *plus* Peptiden, mehr erreicht wird als mit einem einzelnen dieser Mittel. Es könnte sogar weniger sein, denn das Immunsystem reagiert sehr empfindlich und könnte durch Überdosierungen auch geschwächt werden.

Bei der adjuvanten Behandlung zur Rückfallverhütung nach einer Operation dürfte es ausreichen, aus jeder Anwendungsgruppe jeweils ein Medikament zu verabreichen, zum Beispiel:

- 1 Immunmodulator (Mistel *oder* Thymus *oder* Peptide – eventuell im Wechsel),
- 1 Enzympräparat,
- dazu als Unterstützung Vitamine und Selen.

Bei der Behandlung von Metastasen, Risikopatienten oder zur Minderung von Nebenwirkungen können auch mehrere Immunmodulatoren gleichzeitig gegeben werden. Das muss der Arzt entscheiden. Auch zusätzliche Mittel wie etwa Sauerstofftherapien können erforderlich sein. Bei einer Behandlung mit Zytokinen oder Antikörpern sollte mit dem Therapeuten abgesprochen werden, ob eine zusätzliche Immuntherapie angebracht ist.

Tab. 4: Geprüfte Therapien. Die Tabelle gibt einen Überblick über empfohlene und geeignete Zusatztherapien. Empfohlene Therapien sind durch Studien sowie klinisch in der Wirksamkeit gesichert, über erweiterte Therapien liegen begrenzte Studien und Erfahrungen vor. Die drei letzten Spalten geben an, ob die Anwendung vor, während oder nach der klinischen Behandlung erfolgen soll.

			Ergänzend zur konventionellen Behandlung		
Mittel, Methoden	empfohlene Therapie	erweiterte Therapie	vor	während	nach
Psychotherapie	●		●	●	●
Vitamine	●		●	●	●
Selen	●		●	●	●
Mistel	●		●	●	●
Thymus	●		●	●	●
Peptide		●		●	●
Zytokine	●			●	●
Enzyme		●		●	●
Sauerstoff		●		●	●
Antikörper		●			●
Lektinblockade		●		●	
Impfung		●			●

Welche weiteren Therapien gibt es?

Therapien, die das Befinden verbessern können

Während die bisher genannten Therapien zu den erprobten Behandlungen einer komplementären Krebsmedizin zählen, wenden manche Ärzte aus der Natur- oder Erfahrungsheilkunde noch andere Mittel an, um bestimmte Beschwerden zu behandeln oder das Befinden zu verbessern. Auf das Krebsgeschehen direkt haben diese Therapien keinen oder nur mäßigen Einfluss. Die folgende Auflistung ist alphabetisch geordnet.

Akupunktur

Die aus der chinesischen Heilkunde übernommene Akupunktur ist eine Reflextherapie. Durch das Einstechen von Nadeln an bestimmten Körperpunkten sollen über energetische Meridiane Organe und Regulationssysteme wie das Nerven- oder Stoffwechselsystem beeinflusst werden. Im Rahmen einer Krebsbehandlung kann die Akupunktur zur Schmerzbekämpfung oder zur Minderung psychisch bedingter Organstörungen hilfreich sein. Sie wirkt leicht aktivierend auf das Immunsystem. Die Kostenerstattung vorher klären.

Anthroposophische Medizin

Das Behandlungsziel dieser von Rudolf Steiner begründeten Medizin ist es, gestörte Harmonien zwischen Körper und Seele wiederherzustellen und die natürlichen Heilungskräfte zu mobilisieren. Krankheit ist nach dieser Lehre Ausdruck einer gestörten Harmonie von Seele, Geist und Leib, es müssen also auch alle drei Bereiche des Menschen behandelt werden. Zur leiblichen Therapie werden pflanzliche, mineralische, metallische oder organische Substanzen verwendet, die in ihrem »Wesen« der Krankheit entsprechen, so wie die Schmarotzerpflanze Mistel dem Schmarotzer Krebs. Im Sinne der Wiederherstellung einer Harmonie sind die künstlerischen Therapien durch Malen, Musik und Tanz (Eurhythmie) jedoch genauso wichtig. Die Kostenerstattung bei künstlerischen Therapien vorher klären.

Bach-Blüten

Diese Behandlung mit Pflanzenessenzen wurde von dem englischen Arzt Dr. Bach entwickelt. Das Ziel ist die Auflösung und Ausleitung blockierter seelischer Energien und die Freisetzung gesunder Energie. Behandelt wird mit Essenzen, die je nach Fall aus 38 Blütenpflanzen ausgewählt werden, entsprechend den seelischen Symptomen. Als psychische Begleittherapie geeignet. Kostenerstattung nur in Ausnahmefällen.

Bioresonanz-Therapie

Das Ziel der Behandlung ist die Heilung durch energetische Wellen. Gemessen werden zunächst die patienteneigenen Schwingungen. Sind darin krankhafte Frequenzen enthalten, werden diese durch gegenläufige Wellen neutralisiert und gelöscht. Die gesunden Schwingungen werden verstärkt. Die Behandlung beruht auf wissenschaftlich nicht nachvollziehbaren Hypothesen und Erfahrungen. Eine Kostenerstattung ist fraglich.

Darmsanierung

In bestimmten Fällen kann bei Krebspatienten eine Darmsanierung nützlich sein. Das ist ein naturheilkundliches Heilverfahren, um eine geschädigte Darmflora wieder zu regenerieren; es wird auch als »Symbioselenkung« oder »mikrobiologische Therapie« bezeichnet. Die Darmflora besteht aus über 400 verschiedenen Mikroorganismen, Bakterien und anderen Keimen. Die meisten davon sind nützlich, weil sie helfen, die Nahrung aufzuschließen und ihre Nährstoffe, auch Vitamine, für den Körper verwertbar zu machen. Durch die Behandlung mit Zytostatika, Antibiotika oder Bestrahlungen kann die Darmflora erheblich geschädigt werden. Die nützlichen Darmbakterien werden durch schädliche verdrängt. Das kann die Versorgung mit lebenswichtigen Nährstoffen beeinträchtigen, und der Körper kann mit giftigen Abbauprodukten der Bakterien belastet werden. Beides schwächt außerdem die Abwehrkräfte.

Die Behandlung besteht darin, die schädlichen Bakterien zurückzudrängen und über Medikamente nützliche Keime zuzuführen. Unterstützt wird das durch eine Diät, die weitgehend der Vollwertkost entspricht. Oftmals reicht diese Kost auch allein aus, die Darmflora wieder in Ordnung zu bringen (s. auch »Darm und Immunsystem« auf Seite 107 f.). Die Kostenerstattung vorher klären.

Elektro-Akupunktur nach Voll

Dieses Verfahren wurde zunächst nur diagnostisch angewandt. Durch die Messung von Reizströmen an bestimmten Akupunkturpunkten sollen Krankheiten festgestellt werden. Häufig wird mit dieser Methode nach »Störfeldern« gesucht, wie sie beispielsweise durch eitrige Zähne oder Mandeln oder andere chronische Krankheitsherde verursacht werden. Von manchen Therapeuten wird das Verfahren auch zur Austestung von Medikamenten benutzt. Die Arzneien werden in den Messkreis einbezogen, und daraus wird geschlossen, welches Mittel am besten zur Behandlung geeignet sein soll. Wissenschaftlich gibt es dafür keine überzeugende Begründung. Eine Kostenerstattung ist fraglich.

Homöopathie

Die Homöopathie, vor 200 Jahren von Dr. Samuel Hahnemann entwickelt, ist eine sanfte Reiztherapie zur Stärkung der körpereigenen Regulations- und Heilungskräfte. Behandelt wird nach dem »Ähnlichkeitsprinzip«. Ein Stoff, der bei Gesunden in hoher Dosierung ähnliche Symptome auslöst, wie der Kranke sie hat, wird in homöopathischer Dosierung als Heilmittel eingesetzt. Dafür wird er potenziert, das heißt, er wird nach festgelegten Regeln verdünnt und geschüttelt. In der 1. Potenz wird 1 Teil des Wirkstoffs mit 10 Teilen des Lösungsmittels verdünnt, davon wieder 1 Teil mit 10 Teilen Lösungsmittel zur 2. Potenz usw. Die Potenzen reichen von C1 bis C30 oder gar bis C200. In den Hochpotenzen ist die Wirksubstanz nicht mehr enthalten. Die Wirksamkeit soll dann darauf beruhen, dass sich der »Informationsgehalt« der Substanz auf das Lösungsmittel übertragen hat. Bei der Krebsbehandlung hat sich die Homöopathie zur Linderung von symptomatischen Beschwerden bewährt. Die Kosten werden meist erstattet.

Neuraltherapie

Bei der Behandlung von Schmerzen kann die Neuraltherapie hilfreich sein. Prokain oder ähnliche lokal wirksame Betäubungsmittel werden unter die Haut gespritzt. Die Wirksamkeit beruht jedoch weniger auf der schmerzstillenden Wirkung der Mittel als auf einer Beeinflussung von gestörten Regelkreisen. Wichtig ist, dass die Spritze an bestimmten Therapiepunkten gesetzt wird, meist den Endpunkten von Nervenbahnen. In der Hand erfahrener Therapeuten ist die Neuraltherapie eine bewährte Regulations- und Umstimmungsbehandlung, besonders auch bei Schmerzen. Die Kostenerstattung vorher klären.

Orthomolekulare Therapie

Ein junger Zweig der Naturheilkunde ist die orthomolekulare Therapie. Frei übersetzt heißt das, die richtigen (ortho) Lebensbausteine (Vitamine, Spurenelemente, Mineralstoffe, Fettsäuren u. a.) therapeutisch gezielt einzusetzen. Durch zum Teil aufwendige Analysen wird festgestellt, welche dieser Stoffe dem Körper fehlen oder zuviel vorhanden sind. Entsprechend werden sie durch Medikamente oder besondere Ernährungsmaßnahmen supplementiert oder in der Zufuhr eingeschränkt. Grundgedanke der Behandlung ist es, dass ein Ungleichgewicht in der Versorgung des Organismus mit essenziellen Nährstoffen den Körper anfällig für Krankheiten macht und bei bereits Erkrankten die Heilungskräfte schwächt. Die Kostenerstattung vorher klären.

»Wundermittel« gibt es nicht

Immer wieder werden »Wundermittel« angepriesen. Die Erfinder sind oft selbst davon überzeugt, dass sich damit Heilungen vollbringen lassen. Und wer von sich und seiner Idee überzeugt ist, wirkt auch auf andere überzeugend. Bei vielen Patienten werden Hoffnungen geweckt, die oft nicht erfüllt werden können. Maßgebende Krebsgesellschaften empfehlen deshalb, sich gründlich zu informieren.

ATC nach Dr. Klehr

Der Münchner Arzt, jetzt in einer Privatklinik tätig, entnimmt dem Patienten eine Blutprobe, filtert aus dem Blut die Killerzellen heraus, »trainiert« diese im Labor zum Angriff auf die Tumorzellen, vermehrt sie und spritzt sie dem Patienten zurück. ATC – Autologe Target Cytokine – nennt er seine Methode. Über die Herstellung des Mittels und den Erfolg gibt es bisher nur dürftige Unterlagen. Nachuntersuchungen von behandelten Patienten durch Hausärzte und Kliniker ergaben, dass die behaupteten Erfolge kaum haltbar sind. Das Verfahren soll jetzt in einer Studie von unabhängigen Medizinern überprüft werden.

Jomol

Aus einem Mikroorganismus der Gattung der Strahlenpilze gewinnt ein Regensburger Arzt sein angebliches Krebsheilmittel. Es soll über die vermehrte Ausschüttung von Zytokinen eine Aktivierung der Abwehrkräfte bewirken. Bruchstücke aus der Zellwand der Mikrobe werden zu einem Serum verarbeitet. Die Zelltrümmer sollen sich an die Tumorzellen anheften und diese für das Abwehrsystem erkennbar machen. Ausreichende Belege für die Wirksamkeit fehlen bisher. Die Ampullen für eine erste dreimonatige Behandlungsserie kosten rund 20 000 DM. Eine Kostenerstattung ist vom Bundessozialgericht abgelehnt worden.

Recancostat

Aus den in der Nahrung vorkommenden Substanzen Glutathion, Cystein sowie Pflanzenfarbstoffen wurde das Krebsmittel »Recancostat comp.« zusammengesetzt. Es soll besonders bei schnell wachsenden Tumoren auch zu Heilungen führen. Untersuchungen ergaben, dass die Wirkstoffe in diesem Mittel als Radikalfänger arbeiten und dass sie als solche vor Strahlenschäden schützen können. Überzeugende Belege für die behauptete Heilwirkung fehlen. Bei der Behandlung entstehen zunächst Tageskosten bis zu 50,– DM. Die Kostenerstattung ist sehr fraglich.

UKRAIN

Das aus Essenzen des Schöllkrauts hergestellte »Anti-Krebs-Medikament« wird von einer Wiener Firma vertrieben. Es soll die Teilung von Krebszellen hemmen und das Immunsystem stärken. Die Inhaltsstoffe des Mittels sind nicht genau definiert. Bisher liegen keine Studienergebnisse vor, die den Effekt beweisen. Das Mittel ist in Deutschland nur in wenigen Kliniken verfügbar, wo es zu Studien eingesetzt wird. UKRAIN soll viermal wöchentlich gespritzt werden. Die Kostenerstattung ist sehr fraglich.

Den richtigen Arzt finden

Für Betroffene ist schwer zu erkennen, was in der Krebsmedizin seriös und wirksam oder was ungeprüft und möglicherweise nur Geschäft ist. Laut Prof. Heinrich Wrba, Wien, werden etwa 500 unkonventionelle Therapiemethoden angeboten. Davon seien etwa 50 diskutabel, aber nur etwa 20 so weit überprüft, dass sie angewandt werden können.

Oft tragen die Medien zur Verunsicherung und Verwirrung von Patienten bei. Das gilt nicht nur für Berichte über so genannte »Außenseiter-Methoden« oder »Wunderheiler«, sondern auch für neue Entwicklungen oder Therapieverfahren der klinischen Medizin. Manches wird vorschnell verbreitet oder übertrieben und allzu vereinfacht dargestellt. Verlässliche Auskünfte über unkonventionelle Therapiemethoden können meist Ärzte mit der Zusatzbezeichnung »Naturheilkunde« geben. Seriöse Informationen liefern auch mehrere Informations- und Beratungsdienste (siehe Adressen ab Seite 197).

Große Vorsicht und Skepsis ist angebracht, wenn ein Therapeut

- vorgibt, eine neue Heilmethode entwickelt zu haben, und sich vorschnell in den Medien »feiern« lässt;
- behauptet, schon viele Patienten behandelt und »geheilt« zu haben;
- andere Behandlungsmethoden pauschal ablehnt oder schlecht macht;
- viele verschiedene Mittel auf Privatrezept verordnet;
- extreme Einschränkungen in der Lebensweise oder der Ernährung fordert.

Selbsthilfe – »Ich werde es schaffen!«

Wer sich in Selbsthilfegruppen umsieht, begegnet auffallend vielen Betroffenen, die seit Jahren gut und hoffnungsvoll mit der Krankheit leben. »Erfolgreiche Patienten« nennt sie Dr. Millard Waltz in einer Studie über die Krebsnachsorge. Von ihnen erfährt man, wie sehr sie sich selbst um ihre Erkrankung kümmern. Bei einigen könnte man fast den Eindruck gewinnen, dass sie über ihren Krebs mehr wissen als manche Ärzte. Wo immer es möglich war, haben sie sich informiert. Sie haben Bücher studiert, ihren Arzt ausgefragt, sich Selbsthilfegruppen angeschlossen und das Gespräch gesucht. Den eigenen Bemühungen messen sie einen wesentlichen Anteil an der Bewältigung ihrer Krankheit zu.

Wie fast alle Krebspatienten sind sie zunächst in ein »schwarzes Loch« gefallen und mussten den Schock verkraften, den die Diagnose und die folgenden Behandlungen auslösten. Sie wollten es nicht wahrhaben und fragten sich: »Warum ausgerechnet ich?« Sie haben erfahren müssen, wie oft Kranke mit ihrem Schicksal allein gelassen werden und wie viele ihrer Fragen unbeantwortet bleiben.

Doch sie haben nicht resigniert. Sie sind selbst aktiv geworden und haben bald erkannt, dass es »mehr geben muss, als die Schulmedizin anbietet«. Zunehmend gewannen sie »Regie-Kompetenz«, wie Psychologen es ausdrücken, d. h. sie lernten mitzureden und auch mitzuentscheiden. Ihr Selbstvertrauen wuchs, Ängste und Depressionen ließen nach. Immer festigte sich bei ihnen die Überzeugung: »Ich habe es so weit geschafft, ich werde es auch weiter schaffen!«

Der Weg, den diese Patienten oft mehr intuitiv als zielbewusst einschlugen, ist heute durch vielfache Erfahrungen und Untersuchungen allgemein als »Königsweg« zur Krankheitsbewältigung akzeptiert. Denn die positiven Kräfte, die von den eigenen Bemühungen und dem Glauben an ihre Wirksamkeit ausgehen, können einen großen Einfluss auf die Heilungskräfte ausüben.

So aktivieren Sie Ihren inneren Arzt

Die Genesung hängt also nicht allein von den Medikamenten ab, die der Arzt verschreibt, sondern sie wird von fast allem, was wir tun, denken oder fühlen, beeinflusst. Und so kann jeder tagtäglich selbst ein paar Schritte in Richtung Heilung machen. Der »innere Doktor« muss aktiviert werden. Die Ratschläge zur Selbsthilfe, die erfahrene Krebsärzte und erfolgreiche Patienten geben, sind leicht zu befolgen:

- Nutzen Sie die vielen Möglichkeiten, sich zu informieren. Es gibt gute Informationsbroschüren und Bücher. Selbsthilfegruppen und Nachsorgedienste bieten Gespräche, Vorträge und praktische Hilfen an. Sprechen Sie mit dem Arzt über Ihre Probleme. Unwissenheit ist eine Quelle vieler Ängste. Anlaufstellen finden Sie ab Seite 197.
- Nutzen Sie Angebote, die helfen, Ängste und depressive Gedanken zu überwinden. Die Abwehrzellen »spüren« es, ob jemand resigniert oder hoffnungsvoll nach vorn schaut.
- Nutzen Sie jede Gelegenheit, sich an der frischen Luft zu bewegen und Sauerstoff zu tanken. Ein träger Körper macht auch das Abwehrsystem träge.
- Nutzen Sie die Heilkräfte der Nahrung. Essen und trinken Sie so, dass die Abwehrzellen optimal mit Wirkstoffen versorgt werden. Was diese brauchen, ist vor allem in Gemüse und Obst enthalten.

Ernährung als Heilhilfe

Viele Krebspatienten haben das Bedürfnis, ihre Ernährung umzustellen. Doch nach welcher Methode, nach welchem Rezept? Gerade auf diesem Gebiet tummeln sich Apostel, deren Diäten wahre Wunder bewirken sollen. Oft sind ihre Ernährungsvorschläge sehr einseitig oder sogar schädlich. Inzwischen gibt es jedoch gesicherte Erkenntnisse über eine gesunde Ernährung, so dass es jedem leicht gemacht wird, sich einen bekömmlichen und schmackhaften Kostplan zusammenzustellen.

Forscher in aller Welt haben die Ernährungsgewohnheiten großer Bevölkerungsgruppen untersucht. Dabei sind sie auf viele Zusammenhänge zwischen Ernährung und Krebserkrankungen gestoßen. In diesen so genannten epidemiologischen Studien zeigte sich zum Beispiel, dass gemäßigte Vegetarier sehr viel seltener an Krebs erkranken als jene, die sich mit der üblichen Zivilisationskost ernähren. Diese Vegetarier lehnen tierische Erzeugnisse nicht völlig ab und essen auch Fisch sowie gelegentlich Fleisch. Andere Studien ergaben, dass der Mangel an bestimmten Vitaminen, insbesondere an Vitamin A und Beta-Karotin, die Tumorbildung fördert. Besonders häufig wurde zu viel Fett in der Nahrung als Risikofaktor entlarvt. So erkranken Süditalienerinnen sehr viel seltener an Brustkrebs als Mittel- und Nordeuropäerinnen. Die Mittelmeerkost enthält mehr Gemüse und nicht nur weniger Fett, sondern dies auch als Pflanzenöl, insbesondere Olivenöl.

Falsche Ernährung ist bei 30 bis 50 Prozent aller Krebserkrankungen an der Entstehung beteiligt. In der Tabelle 5 sind die bisher erforschten Zusammenhänge dargestellt.

Tab. 5: Krebs durch Ernährungsfehler

Organ	fördernde Faktoren	schützende Faktoren
Lunge, Rachen, Speiseröhre	Rauchen, hochprozentiger Alkohol	Vitamin A, Karotine, Vitamin C und E, B-Vitamine, Selen
Magen	Nitrate, Geräuchertes	Vitamin C
Darm	Fett	Ballaststoffe, Karotine, Vitamine E und D, Kalzium
Leber	Aflatoxine, Schimmelpilzgifte	Selen
Brust	Fett, Übergewicht	Ballaststoffe, Karotine, Selen, Vitamine A, E, C, D
Gebärmutter	Fett, Rauchen, Übergewicht	Vitamine A und C, Karotine
Eierstöcke	Fett	Karotine, Vitamin C
Prostata	Fett	Phytohormone, Vitamin E

(Tab. 5 nach Leitzmann, Merckle)

Welche Bedeutung hat die Ernährung bei Krebs?

Fast alle Studien über mögliche Zusammenhänge zwischen Ernährung und Krebs geben Antworten auf die Frage: »Wie soll ich mich ernähren, um nicht zu erkranken?« Die Frage, wie sich Kranke ernähren sollen, lässt sich daraus nur indirekt beantworten. Schulmediziner begnügen sich daher oft mit sehr vagen Hinweisen oder messen der Frage keine Bedeutung bei. »Essen Sie wie bisher«, bekommen viele Patienten als Rat mit auf den Weg, eventuell ergänzt durch den Hinweis, möglichst abwechslungsreich zu essen.

Für den ganzheitlich orientierten Mediziner hat die Ernährung jedoch einen hohen Stellenwert in der begleitenden Therapie. Für ihn ist sie eine wirksame Heilhilfe. Die Betonung liegt dabei auf dem Wortteil »Hilfe«, denn eine Kostform im Sinne einer »Heildiät« gibt es nicht. Aber der Heilungsprozess lässt sich fördern. Dabei geht man davon aus, dass der Kranke gerade in der chronischen Phase seiner Krankheit optimal mit allen Nähr- und Heilstoffen versorgt werden muss. Sein Organismus muss sich mit allen Kräften gegen die Erkrankung wehren. Da liegt es auf der Hand, nicht nur alles zu meiden, was schaden könnte, sondern auch alles zu nutzen, was die Genesung fördert.

Die Ziele einer »krebsfeindlichen« Kost:

- Die tägliche Nahrung muss alle lebenswichtigen Nährstoffe enthalten. Belastende oder der Gesundheit abträgliche Lebensmittel sollen gemieden werden.
- Die Abwehrzellen brauchen ständigen Nachschub an Wirkstoffen. Den liefern vor allem pflanzliche Nahrungsmittel.
- Der Stoffwechsel muss so gefördert werden, dass er allen Belastungen gewachsen ist. Schon länger bestehende oder mit der Krankheit zusammenhängende Störungen müssen behoben werden.
- Die Entgiftungsorgane wie Leber, Nieren oder Milz dürfen nicht unnötig durch Schadstoffe belastet werden.

Bei den Ratschlägen für eine heilungsfördernde Kost greift man zu Recht auch auf die Erkenntnisse zurück, die in den Studien über eine Krebs verhütende Ernährung gewonnen wurden. Denn was bei der Vorbeugung nutzt, kann sicherlich für den Kranken nicht schlecht sein. Außerdem gibt es inzwischen Hinweise dafür, dass einige dieser Ernährungsregeln auch für die Verhütung von Rückfällen gelten. So ergaben Studien, dass ein hoher Fettverzehr das Auftreten von Rezidiven oder Metastasen bei Brust- und Prostatakrebs fördern kann. Auch einige der vielen Hemm- und Heilstoffe aus pflanzlichen Lebensmitteln scheinen das Fortschreiten der Krankheit bremsen zu können.

»Ich habe Tumorpatienten früher auch häufig gesagt: ›Leben Sie so weiter wie bisher‹«, bekannte Dr. F. Gürtler von der Universitätsklinik in Heidelberg. »Das tue ich nicht mehr, aber man muss bei den Ratschlägen differenzieren.« Seine Ratschläge sehen so aus:

- Generell soll die Nahrung wenig Fett, aber sehr viel Gemüse und Obst enthalten.
- Patienten, die ein erhöhtes Rückfall-Risiko haben, sollten besonders viel Lebensmittel zu sich nehmen, die Karotine und Krebs hemmende Indole enthalten. Das wären vor allem rote, gelbe und grüne Gemüse- und Obstsorten sowie wegen der Indole viel Kohl (siehe a. S. 118 ff.).
- Ist die Gefahr der Bildung von Metastasen besonders groß, können Sojaprodukte sehr nützlich sein. Sojabohnen enthalten einen Stoff, das Genistein, welcher abgelösten Krebszellen die Ansiedlung im Gewebe erschwert (siehe a. S. 118 ff.). Ein anderer Inhaltsstoff reguliert den Hormonhaushalt und kann das Wachstum hormonabhängiger Tumoren bremsen (Brust, Prostata).

Die Ziele einer begleitenden Ernährungstherapie wurden auf einem internationalen Kongress für Ernährung und Krebs in Kalifornien dargestellt:

1. Vermeidung von Mangelernährung
2. Anregung der Immunfunktion
3. Verhütung oder Verminderung von Nebenwirkungen der Chemo- oder Strahlentherapie
4. Metastasen-Verhütung
5. Verbesserung der Lebensqualität

In klinischen Untersuchungen wurde festgestellt, dass diese Ziele auch erreicht werden können. Vollwertig ernährte Patienten leben mit ihrer Erkrankung nicht nur besser, sie erleiden oft auch weniger Rückfälle und leben länger.

In einer Untersuchung über die Zusammenhänge von Ernährung und Krebs bei 675 Patienten mit Lungenkrebs fanden Wissenschaftler heraus, dass die Überlebenszeit nach 6 Jahren umso länger war, je mehr Gemüse die Patienten zu sich nahmen. Von 200 Patienten, die eine unerwartete Vollremission (völlige Rückbildung des Tumors) erfuhren, hatten 87 Prozent ihre Ernährung fast ganz auf vegetarische Kost umgestellt.

Ähnlich positive Resultate zeigten sich bei Patienten mit Prostatakrebs. Auch bei Darm- und Brustkrebs gibt es gute Hinweise dafür, dass eine optimale Ernährung heilen hilft.

Als wesentliche Vorteile einer an Mikronährstoffen (Vitalstoffen) reichen Ernährung wurden auf dem Kongress genannt:

- In der frühen Phase der Krebsentstehung können Schutz- und Heilstoffe in der Nahrung allein ausreichen, um Vorstufen einer Zellentartung (Präkanzerosen) in normales, gesundes Gewebe zurückzuverwandeln.
- Nebenwirkungen anderer Therapien wie Übelkeit, Erbrechen, Haarausfall oder Organschäden treten seltener und milder auf.
- Beta-Karotin, Vitamin C und E sowie Selen können als Antioxidanzien die Wirksamkeit von Chemotherapie, Bestrahlungen und Hyperthermie steigern, während sie gleichzeitig die gesunden Zellen schützen.
- Selen, Vitamin A, Vitamin K, Vitamin E, Omega-3-Fettsäuren, Flavonoide und andere Mikronährstoffe scheinen die Fähigkeit zu besitzen, das ungeregelte Wachstum von Tumorzellen zu verlangsamen und zu normalisieren.

Die Nahrung von Krebspatienten soll nach Ansicht der Wissenschaftler zum größten Teil aus pflanzlichen Nahrungsmitteln bestehen (Gemüse, Getreide, Obst, Hülsenfrüchte, Soja). Sie soll wenig Fett, Zucker und Salz enthalten. Der Eiweißbedarf von 1–2 Gramm pro Kilo Körpergewicht kann aus Gemüse und einem maßvollen Verzehr von Fleisch und Fisch gedeckt werden.

Stark reduziert oder ganz eingestellt werden soll der Verzehr von Haushaltszucker und anderen Zuckerkonzentraten. Krebszellen gieren sozusagen nach Glukose (Zuckermolekülen). Sie sind »Zuckerfresser«, wie es ein Wissenschaftler ausdrückte.

Die Ratschläge für eine »krebsfeindliche« Kost beinhalten also beides: Sie gelten sowohl für die Vorbeugung wie für die ergänzende Behandlung bei schon bestehender Krankheit. In der folgenden Zusammenstellung sind noch einmal die Faktoren aus der Ernährung aufgeführt, die eine Erkrankung begünstigen, und jene, die vor ihr schützen können. Danach sollte sich auch die Ernährung des Kranken ausrichten.

Risikofaktoren	Schutzfaktoren
hoher Fettverzehr	Ballaststoffe, Stärke
Übergewicht	Vitamin A, C, E
Mangel an Ballaststoffen	Beta-Karotin, Folsäure
Mangel an Vitaminen, insbesondere A und Beta-Karotin	Mineralstoffe: Selen, Zink, Kalzium
Mangel an Spurenelementen	sekundäre Pflanzenstoffe
Krebs erregende Stoffe wie Nitrosamine, Aflatoxine oder sekundäre Gallensäuren	milchsauer vergorene Lebensmittel
zu viel Salz	mehrfach ungesättigte Omega-3-Fettsäuren aus Fisch und Pflanzenölen
Rauchen, hochprozentiger Alkohol	

Fett und seine Folgen

Von den täglichen Ernährungsfehlern ist eine zu fette Kost der risikoreichste. Fett macht nicht nur dick, es begünstigt direkt und indirekt die Erkrankung. Tumoren des Darmes, der Brust, der Prostata, der Eierstöcke und der Gebärmutter werden durch hohen Fettverzehr gefördert.

- Fette benötigen zu ihrer Verdauung Gallensäuren. Je fettreicher gegessen wird, desto mehr Gallensäuren werden von der Gallenblase in den Dünndarm abgegeben. Zum Teil gelangen diese in den Dickdarm. Dort werden sie in sekundäre Gallensäuren umgewandelt. Diese zählen zu den Krebs fördernden Stoffen. Teilweise gelangen sie durch die Darmwand auch in den Organismus.

- Gallensäuren und Magensäuren sind starke Reizstoffe. Besonders bei langsamer Darmpassage, etwa bei Verstopfung, schädigen sie die empfindlichen Schleimhäute.

- Fette liefern dem Organismus Bausteine für Hormone. Fast alle Hormone werden vom Körper aus Fettsäuren aufgebaut. Hormonabhängige Tumoren (Brust, weibliche Geschlechtsorgane, Prostata) können so in ihrer Entstehung und im Wachstum gefördert werden. Damit hängt es auch zusammen, dass Rückfälle bei Erkrankungen von Brust und Prostata bei niedrigem Fettverzehr seltener auftreten.

Die Deutsche Gesellschaft für Ernährung gibt als Richtwert für die tägliche Fettzufuhr 25 bis 30 Prozent der aufgenommenen Energiemenge (Kalorien) an. Bei Erwachsenen entspricht das 70 bis 80 Gramm, einschließlich der besonders in Fleischwaren enthaltenen »versteckten Fette«. Einige amerikanische Krebsgesellschaften empfehlen sogar, den Fettanteil auf bis zu 10 Prozent zu verringern. Dies ist jedoch kaum in die Praxis umsetzbar.

Beim Fettverzehr kommt es aber auch auf die richtige Mischung an, die ausreichende Zufuhr gesundheitsdienlicher Fette.

Für die Gesundheit sind zwei Arten von mehrfach ungesättigten Fettsäuren unentbehrlich: die Omega-6- und die Omega-3-Fettsäuren. Sie müssen mit der Nahrung zugeführt werden. Beide sind für den Zellaufbau und den Zellstoffwechsel lebensnotwendig. Die Omega-3-Fettsäuren wirken darüber hinaus hemmend auf das Krebsgeschehen und stimulieren das Immunsystem. Von den Omega-6-Fettsäuren (als Linolsäuren reichlich in Pflanzenölen oder rotem Fleisch enthalten) werden pro Tag etwa 10 Gramm benötigt, von den Omega-3-Fetten 1 bis 3 Gramm.

Beide Fettsäuren wirken im Stoffwechsel eng zusammen. Es kommt zu Störungen, wenn einer der beiden Partner zu stark oder zu schwach wird. Ein Überschuss an Omega-6-Fetten fördert Entzündungen und vermutlich auch die Tumorentstehung. Vermutet wird dies zumindest für Brust-, Darm- und Prostatakrebs. Schutzwirkungen der Omega-3-Säuren gehen verloren.

Überdüngung und Masttierhaltung führen dazu, dass der Anteil von Omega-6-Fettsäuren in Lebensmitteln ansteigt, während Omega-3-Säuren abnehmen. Auch ein übermäßiger Verzehr von Pflanzenölen könnte das Verhältnis der beiden Fettsäuren zueinander verschieben, da in diesen meist viele Omega-6-, aber nur wenig Omega-3-Fettsäuren enthalten sind. Deshalb der Rat, zweimal in der Woche Fisch zu essen oder ersatzweise Fischölkapseln einzunehmen. In 100 Gramm Lachs sind 1,5 Gramm Omega-3-Fette enthalten. Unter den pflanzlichen Ölen haben Lein- und Sojaöl den höchsten Anteil.

Allgemein gilt für Krebspatienten, den Fettverzehr niedrig zu halten. Gesättigte Fette aus tierischen Produkten sollen höchstens ein Drittel des gesamten Verzehrs ausmachen.

Zucker ist nur ein Genussmittel

Der von manchen Ernährungsberatern geforderte völlige Verzicht auf Zucker ist in dieser Striktheit nicht zu begründen. Es gibt keine Hinweise dafür, dass weißer (oder brauner) Haushaltszucker und weiße Mehle direkt an der Krebsentstehung beteiligt sind. Sie könnten jedoch indirekt schaden, indem sie lebenswichtige Nährstoffe vom Teller verdrängen. Außerdem enthalten Gebäck und ähnliche Süßwaren meist sehr viel Fett, noch dazu die ungünstigen gesättigten Fettsäuren, viele Kalorien, aber kaum lebensnotwendige Nährstoffe. Zu viel Zucker und Weißmehl verändern auch die Darmflora und können die Ansiedlung von Pilzen begünstigen.

Nötig für die Ernährung sind weder reiner Zucker noch weißes, zu stark ausgemahlenes Mehl. Auch der von vielen Ernährungsberatern empfohlene Honig besteht fast ausschließlich aus Zucker und enthält nur vernachlässigbare Mengen an Mineralstoffen und Vitaminen. Was der Körper an Zucker braucht, ist ausreichend in Obst, Vollkornprodukten und anderen kohlenhydrathaltigen Lebensmitteln enthalten. Süßigkeiten können dann und wann genossen werden, aber nicht im Übermaß. Dies gilt übrigens auch für gesunde Menschen.

Darm und Immunsystem

Ganz allgemein für Gesundheit und Wohlbefinden, besonders aber auch für ein leistungsstarkes Immunsystem spielt der Darm eine bedeutende Rolle. Er ist mit etwa 400 verschiedenen Arten von Mikroorganismen (Bakterien, Pilzen) besiedelt. Diese Mikroorganismen werden als »Darmflora« bezeichnet. Sie leben von dem, was wir als Nahrung zu uns nehmen. Ihre Gegenleistung: Sie zerlegen viele Nahrungsbestandteile und machen sie verdaulich. Einige Vitamine und andere lebenswichtige Nährstoffe werden erst durch die Mikroben so aufgeschlossen, dass sie vom Organismus aufgenommen und verwertet werden können. Man nennt dieses Zusammenlegen zu gegenseitigem Nutzen eine Symbiose; jeder profitiert vom anderen.

Störungen der gesunden Darmflora können dazu führen, dass sich krankmachende Keime ansiedeln. Eine gestörte Darmflora kann dazu führen, dass sich bei der Verdauung schädliche Abbauprodukte bilden, die den Körper belasten.

Eine biologisch ausgewogene Darmflora zu pflegen, zu erhalten und gegebenenfalls wiederherzustellen, muss also ebenfalls bei der Ernährung berücksichtigt werden. Gerade bei Krebspatienten kann sie durch therapeutische Maßnahmen erheblich geschädigt sein. Die Behandlung mit Zytostatika, Strahlen, Antibiotika und anderen Medikamenten vernichtet viele der Darmbakterien, besonders die nützlichen. Damit sie sich wieder vermehren und die schädlichen Keime verdrängen können, brauchen sie ihre »Lieblingsspeisen«. Das sind vor allem Ballaststoffe, also grobe Fasern aus Getreide und Gemüse, sowie Milchsäurebakterien aus Joghurt, Dickmilch, Kefir oder vergorenes Gemüse (Sauerkraut, Tomaten, Gurken oder Getreide). Was ihnen weniger bekommt und eher die schädlichen Keime fördert, sind Zucker, weißes Mehl und Fett. Auch das Immunsystem profitiert von der Darmpflege durch Ernährung. Die Immunforscher sprechen von einem »darmassoziierten Immunsystem«. 80 Prozent aller Abwehrzellen sind im Darmbereich tätig. Hier liegen auch die meisten Lymphknoten – und das nicht ohne Grund. Der Darm ist die größte Berührungsfläche des Körpers mit der Außenwelt. Hier können die meisten Schadstoffe in den Organismus übertreten. Die Haut bietet der Umwelt 2 Quadratmeter Kontaktfläche, die Lunge mit ihren vielen Verästelungen hat eine innere Fläche von etwa 80 Quadratmetern. Beim Darm sind es jedoch – würde man ihn glätten können – rund 300 Quadratmeter, so viel wie ein Reihenhausgarten. Es ist einleuchtend, dass hier die Masse der Abwehrzellen konzentriert ist.

Darüber hinaus gehen von den Immunzellen im Darmbereich wichtige Impulse für das ganze Abwehrsystem aus. Sie sind oft die Ersten, die mit neuen oder veränderten Krankheitserregern in Berührung kommen. Aus diesen Begegnungen lernen die Abwehrzellen und geben das neue Wissen an die anderen weiter. Über den Darm findet so ein ständiges Immuntraining statt.

Regeln für eine krebsfeindliche Kost

Eine Ernährungsweise, die den Bedürfnissen von gesunden und kranken Menschen wohl am besten gerecht wird, ist die so genannte Vollwertkost. Zu ihren Vätern gehören Prof. Kollath und Prof. Zabel, die in der ersten Hälfte des 20. Jahrhunderts die Grundlinien dieser Ernährungsform entwickelten, damals noch sehr im Widerspruch zu herrschenden Lehrmeinungen. Die rationalen Fundamente wurden erst später gelegt, vor allem im Ernährungswissenschaftlichen Institut der Universität Gießen von Prof. Claus Leitzmann und seinen Mitarbeitern. In Bezug auf Tumorerkrankungen spricht man dort von einer »krebsfeindlichen« Kost. Die Grundregeln dieser Ernährung sind heute Bestandteil aller seriösen Empfehlungen für eine vernünftige Ernährung. Auch die sechs Regeln, die von der Deutschen Gesellschaft für Ernährung zur Verminderung des Krebsrisikos formuliert wurden, basieren weitgehend auf der Vollwertkost.

Die sechs Regeln der Deutschen Gesellschaft für Ernährung (DGE) zur Verminderung des Krebsrisikos

1. Übergewicht vermeiden, Körpergewicht normalisieren.
2. Fettzufuhr auf unter 30 Prozent der Energieaufnahme reduzieren, Öle mit einfach ungesättigten Fettsäuren und hohem antioxidativem Gehalt bevorzugen.
3. Ausreichend Vitamine, Mineralstoffe und Spurenelemente aufnehmen. Mehr Früchte und Gemüse, mehr Fisch und kalziumreiche Lebensmittel, dafür weniger Fleisch essen.
4. Ballaststoffreiche Lebensmittel bevorzugen.
5. Verzehr von Kochsalz reduzieren.
6. Alkoholische Getränke mäßig konsumieren oder meiden.

Die Vollwertkost ist keine spezielle Ernährungsform für Tumorpatienten. Aber sie erfüllt alle Voraussetzungen, um Gesundheit und Wohlbefinden zu erhalten und die Heilungskräfte zu stärken. Sie ist natürlich, sie ist bekömmlich, und sie enthält alles, was der Körper braucht. Die fünf wichtigsten Merkmale sind:

1. Pflanzliche Nahrung bevorzugen

Lebensmittel pflanzlichen Ursprungs haben eine hohe Nährstoffdichte, d. h. im Verhältnis zum Gehalt an Kalorien ist der Anteil an lebenswichtigen, den so genannten essenziellen Nährstoffen, sehr hoch. Krebs hemmende Substanzen, sogar Heilstoffe, sind fast ausschließlich in pflanzlichen Lebensmitteln zu finden (siehe auch Abschnitt »Sekundäre Pflanzenstoffe«, S. 118). In Form von Salaten, Gemüse, Getreideprodukten, Kartoffeln und Obst sollten etwa 70 Prozent der täglichen Kost durch Lebensmittel aus dem Pflanzenreich gedeckt werden.

2. Frisch und naturbelassen auf den Tisch

Je naturbelassener ein Lebensmittel ist, desto höher bleibt sein Gehalt an lebenswichtigen Inhaltsstoffen, denn bei der Bearbeitung von Lebensmitteln gehen wertvolle Nährstoffe verloren. Das betrifft zwar in erster Linie industrielle Erzeugnisse, aber auch die Zubereitung in der Küche führt zu

Verlusten. Salate und Gemüse sollten immer so naturbelassen wie möglich auf den Tisch kommen, also nicht lange gegart, erst kurz vor dem Verzehr bearbeitet und nicht unnötig erhitzt werden. Als Frischkost gelten auch einwandfrei tiefgekühlte Nahrungsmittel. Was roh gegessen werden kann, soll auch so verzehrt werden. Bei etwa einem Viertel der täglichen Kost ist das möglich.

3. Abwechslungsreich essen

In den Nahrungsmitteln sind die Nähr- und Wirkstoffe in unterschiedlicher Menge enthalten. Der Gehalt an Vitaminen, wichtigen Eiweißbausteinen oder anderen Inhaltsstoffen schwankt nach Art und Herkunft. Auch mit Schadstoffen sind die einen mehr, die anderen weniger belastet. Um eine gute Rundumversorgung zu erreichen und die Schadstoffbelastung gering zu halten, sollte so abwechslungsreich wie möglich gegessen werden. Von vielem wenig essen ist besser als von wenigem viel!

4. Einschränkung bei tierischen Produkten

Beim Verzehr von pflanzlichen Lebensmitteln sind kaum mengenmäßige Beschränkungen nötig, auch die Kalorien müssen nicht gezählt werden. Bei Lebensmitteln tierischer Herkunft ist das anders. Allerdings sollten sie auch in der Vollwertkost nicht völlig fehlen. Vor allem Milchprodukte haben einen hohen Nährwert, ebenso Fisch. Ein häufiger Verzehr von Fleisch und Wurstwaren ist dagegen wenig empfehlenswert, nicht nur wegen der darin enthaltenen Fette, sondern auch wegen der unkontrollierbaren Schadstoffe bei Mastvieh. Für die Versorgung des Körpers mit Eisen, bestimmten Eiweißen und anderen im Fleisch enthaltenen Nährstoffen reichen zwei kleine Portionen Fleisch pro Woche und etwas magerer Aufschnitt völlig aus.

5. Es soll schmecken

Vollwertkost lässt sich sehr schmackhaft zubereiten. Es kann jedoch vorkommen, dass etwas durchaus nicht munden will oder zunächst schlecht vertragen wird. Geschmack und Verdauung, die über Jahrzehnte an eine ballaststoffarme, fette oder süße Kost gewöhnt waren, können sich oft nicht so schnell umstellen oder die nötigen Verdauungssäfte für die pflanzliche Nahrung produzieren. Blähungen oder andere Beschwerden nach Vollkornmüsli oder rohem Gemüse lassen sich vermeiden, wenn der Speiseplan allmählich umgestellt wird. Wer sich weitgehend an diese Regeln hält, darf auch mal »sündigen«. Er muss nicht auf das Stück Torte verzichten, das beim Kaffeeklatsch oder beim Geburtstag angeboten wird, und wenn der Appetit darauf groß ist, kann auch mal ein deftiges

Eisbein gegessen werden. Freude am Essen ist (fast) genauso wichtig wie das, was Sie essen.

Für die Vollwertkost werden die Lebensmittel nach ihrem Nährstoffgehalt und dem Grad der industriellen Verarbeitung in so genannte Wertstufen eingeteilt. Welche Lebensmittel empfehlenswert sind und welche möglichst wenig oder gar nicht verwendet werden sollten, zeigt die Abbildung 7 auf S. 112.

Obst und Gemüse – so oft wie möglich

Wer sich an die Regeln hält, der wird durch Vollwertkost mit allen Lebensbausteinen gut versorgt. Je höher der Anteil pflanzlicher Lebensmittel ist, desto besser! Sie enthalten viele biologisch aktive Stoffe, die vor der Erkrankung schützen und sogar heilende Wirkungen entfalten. Die amerikanische Krebsgesellschaft empfiehlt, zu jeder Haupt- und Zwischenmahlzeit Obst und Gemüse zu essen, also 5-mal täglich. Warum?

Nur Pflanzen enthalten Ballaststoffe

Neben einem übermäßigen Fettverzehr stellt der Mangel an Ballaststoffen in der üblichen Zivilisationskost einen hohen Risikofaktor dar, nicht nur für Krebserkrankungen. Die Fasern aus Gemüse, Obst und Getreide sind unverdaulich – doch gerade das macht sie so wertvoll. Sie wirken verdauungsfördernd, weil sie im Darm aufquellen, das Stuhlgewicht erhöhen und so für regelmäßigen Stuhlgang sorgen. Sie beschleunigen die Darmpassage des Nahrungsbreies, so dass Reiz- und Schadstoffe weniger Unheil anrichten können.

Ballastgehalt verschiedener Lebensmittel

Über 10 g Ballaststoffe pro 100 g Ware enthalten:
Weizenkleie, ganzes Vollkorn, grobes Mehl, weiße Bohnen, Trockenfrüchte, Leinsamen

5–10 g Ballaststoffe pro 100 g Ware enthalten:
Vollkornflocken, Knäckebrot, Vollkornbrot, Erbsen, Spinat, Beerenobst, Rosinen

1–5 g Ballaststoffe pro 100 g Ware enthalten:
Mischbrot, Linsen, Nüsse, Kohl, Kartoffeln, Möhren, Tomaten, Salat, Äpfel, Birnen, Bananen

Hinweis: Wer Kleie oder Leinsamen zusätzlich nimmt, muss viel trinken.

	empfehlenswert	nur wenig verwenden	möglichst vermeiden
Früchte, Fruchtsäfte	– frisches Obst – ungesüßte Fruchtsäfte – Trockenfrüchte	– Fruchtnektare – gezuckerte Produkte aus Früchten oder Gemüse	
Gemüse	– frisches Gemüse – Sauerkraut – milchsaures Gemüse – Gemüsesäfte – Hülsenfrüchte – Tiefkühlgemüse	– Gemüsekonserven	
Kartoffeln	– Pellkartoffeln – gekochte Kartoffeln		– Pommes frites – Chips
Getreideprodukte	– Flocken – Mehle – Teigwaren – Schrote aus Vollkorn – Vollreis – Hirse – Fertigmüsli ohne Zucker		– Weißmehlprodukte – geschälter Reis
Brot und Gebäck	– Brot – Gebäck – Zwieback – Knäckebrot aus Vollkorn		– Kuchen – Gebäck aus Weißmehl – Torten
Sojaprodukte	– Flocken – Mehl – Tofu – Sojabohnen		
Milch, Eier	– Frischmilch – Sauermilch – Magerkäse oder Quark – Trinkmolke – ungezuckerter Joghurt	– Sahne – Eier – Fettkäse	

Abb. 7: Geeignete und weniger geeignete Lebensmittel.

	empfehlenswert	nur wenig verwenden	möglichst vermeiden
Fleisch und Fleischwaren		– mageres Fleisch – Geflügel – magerer Schinken	– fettes, geräuchertes, gepökeltes Fleisch – fette Wurst
Öle und Fette	– Pflanzenöle und -fette mit mehrfach ungesättigten Fettsäuren (Omega-3-Fettsäuren, auch im Fisch enthalten) – Butter	– Schmalz – Kokosfett – gehärtete Brotaufstriche	
Pikante Brotaufstriche	– fettarme Pasten aus Gemüsen oder Soja – Kräuterquark		
Süße Brotaufstriche	– Honig – Apfelkraut – Pflaumenmus – wenig gesüßte Fruchtaufstriche	– stark gezuckerte Konfitüre und Marmelade	
Süßungsmittel	– Honig – Ahornsirup – Obstdicksäfte (sparsam verwenden)	– Industriezucker – Trauben- oder Fruchtzucker – Süßstoffe	
Gewürze, Würzmittel	– Kräuter – Obst- oder Weinessig – Zitronensaft – Zwiebel – Knoblauch – Hefeflocken	– Salz – Fertigwürzen	

Abb. 7 (Fortsetzung)

Ballaststoffe saugen wie ein Schwamm unerwünschte und Krebs fördernde Stoffe wie Gallensäuren oder Schwermetalle, aber auch Cholesterin auf und führen sie auf natürliche Weise ab. Erhöht wird die entgiftende Funktion der Ballaststoffe durch Stärke, die vor allem in Kartoffeln, Getreideprodukten und nicht zu reifen Bananen enthalten ist.

Ballaststoffe fördern die Ansiedlung nützlicher Darmbakterien und drängen die schädigenden zurück. Sie wirken auf diese Weise auch abwehrstärkend, denn eine gesunde Darmflora ist eine Voraussetzung für ein leistungsfähiges Immunsystem (siehe auch »Darm und Immunsystem«, Seite 107).

Der tägliche Bedarf an Ballaststoffen liegt bei 30 bis 40 Gramm. Die Zivilisationskost enthält meist nur 15 bis 20 Gramm. Unsere Vorfahren nahmen bis zu 100 Gramm auf.

Pflanzen enthalten die meisten Vitamine

Auf die wichtige Rolle, die einige Vitamine bei der Krebsabwehr spielen, ist schon mehrfach hingewiesen worden. Die, auf die es besonders ankommt, sind mit Ausnahme des Vitamins A fast nur in pflanzlichen Lebensmitteln enthalten, nämlich die Vitamine C und E. Auch der Bedarf an Vitamin A lässt sich allein durch pflanzliche Kost decken, der Körper baut es sich aus dessen Vorstufe, dem Beta-Karotin, zusammen. Um den Körper optimal mit den genannten Vitaminen zu versorgen, sollten für die Auswahl der Lebensmittel und ihre Zubereitung folgende Ratschläge beherzigt werden:

Karotine – rohe Möhren nutzen wenig

Die Pflanzen enthalten mehrere Dutzend Verbindungen, die zur großen Gruppe der Karotinoide gehören. Für die Ernährung bedeutsam sind jedoch vor allem die Karotine, etwa das Beta-Karotin aus Möhren oder das Lycopin aus Tomaten. Darauf beziehen sich die folgenden Angaben:

- Karotine sind, wie Vitamin A, fettlöslich. Sie brauchen etwas Fett als Beigabe, z. B. einen Klecks Sahne oder ein paar Tropfen Öl auf dem Möhren- oder Tomatensaft.

- Karotine sind schwer aus ihrer Zellstruktur zu lösen. Wer rohe Möhren isst, nimmt höchstens 10 Prozent des Beta-Karotins auf. Sehr viel besser ist die Ausnutzung, wenn faserreiche Möhren oder Kohlgemüse kurz angegart, gesaftet oder im Mixer zu Mus zerkleinert werden. Wird dann noch ein wenig Fett zugegeben, werden etwa 70 Prozent resorbiert. Karotine sind wenig hitzeempfindlich.

- Wenn eine zusätzliche Einnahme erforderlich wird, sollte sie in mehreren kleinen Dosen pro Tag erfolgen. Größere Mengen auf einmal kann der Körper nicht aufnehmen. Präparate enthalten meist Beta-Karotin.

- Um einen ausreichend hohen Blutspiegel im Körper aufzubauen, vergehen etwa 10 Tage. Vor einer belastenden Therapie sollte man daher rechtzeitig mit der Einnahme von Karotin beginnen.

Nebenwirkungen sind nicht zu befürchten. Eine harmlose Gelbfärbung der Haut beginnt bei einer täglichen Zufuhr von 30 bis 40 mg. Sie verschwindet wieder, wenn weniger genommen wird.

Karotine sind in fast allen pflanzlichen Lebensmitteln enthalten, vor allem in den roten, gelben und grünen. Besonders hoch ist der Gehalt in folgenden Gemüsen:

Tab. 6: Karotingehalt verschiedener Nahrungsmittel (in mg pro 100 g)

Nahrungsmittel	Beta-Karotin	Alpha-Karotin	Lutein	Lycopin
Grünkohl	4,7	–	21,9	–
Aprikose, getrocknet	17,6	–	–	0,8
Spinat, gekocht	5,5	–	12,6	–
Petersilie	5,0	–	10,2	–
Möhren	7,9	3,6	–	–
Dill	4,5	–	6,7	–
Tomatensaft	0,9	–	–	8,5
Kürbis	3,1	3,8	1,5	–
Grapefruit, rosa	1,3	–	–	3,4
Brokkoli, gekocht	1,3	–	1,9	–

Vitamin C – mehr ist besser

Ascorbinsäure ist der wissenschaftliche Name für Vitamin C. Über den täglichen Bedarf gibt es in letzter Zeit eine Diskussion unter Wissenschaftlern. In allen Vitamintabellen wird er seit Jahren mit 50 bis 75 mg (Milligramm) pro Tag angegeben. Auf Grund neuerer Forschungen, vor allem über die Bedeutung des Vitamins als Radikalfänger, halten Wissenschaftler eine ausreichende Versorgung erst bei höheren Dosierungen für gegeben. So nennen neuere Tabellen schon einen Tagesbedarf von bis zu 150 mg. Einige amerikanische Forscher meinen sogar, dass 200 mg täglich optimal seien.

Vitamin C ist sehr hitzeempfindlich und zersetzt sich an der Luft unter Sauerstoffeinfluss. Das führt zu Verlusten durch Lagerung oder Kochen. Gemüse und Salate sollten daher erst kurz vor dem Verzehr zubereitet, möglichst roh verzehrt und – wenn nötig – nur kurz erhitzt werden.

Wird eine zusätzliche Versorgung nötig, z. B. bei belastenden Therapien, ist reine Ascorbinsäure, die in Pulverform in der Apotheke erhältlich ist, preisgünstiger als Vitamin-C-Präparate. Die Einnahme soll über den Tag verteilt in mehreren kleinen Mengen erfolgen.

Der normale und auch ein etwas erhöhter Bedarf sind gut über die Ernährung zu decken, da Vitamin C in fast allen Früchten und Gemüsen enthalten ist. Besonders gehaltvoll sind folgende Lebensmittel:

Vitamin-C-Gehalt in 100 g Lebensmittel

Schwarze Johannisbeeren	ca. 300 mg
Petersilie	ca. 190 mg
Paprika	ca. 130 mg
Brokkoli	ca. 120 mg
Blumenkohl	ca. 70 mg
Spinat	ca. 60 mg
Erdbeeren	ca. 60 mg
Zitronensaft	ca. 50 mg
Orangen	ca. 50 mg
Grapefruit	ca. 40 mg

Vitamin E schützt die Zellen

Vitamin E ist ein Stoff, der vor allem von Öl bildenden Pflanzen produziert wird. Damit verhindern sie, dass Öl ranzig wird, also unter Einfluss von Sauerstoff oxidiert. In dieser Eigenschaft als Antioxidans benötigt auch unser Organismus die Tocopherole, wie Vitamin E und etwas unterschiedlich in der Natur vorkommende Formen zusammenfassend genannt werden. Vitamin E schützt z. B. die mit der Nahrung aufgenommenen Fettsäuren vor einer Oxidation durch Sauerstoff-Radikale und ebenso die zahlreich in jeder Zellmembran aneinander gereihten Fettmoleküle.

Der normale Bedarf kann über die Ernährung gedeckt werden. Aber schon bei vielen »Normalpersonen«, etwa bei Rauchern, kann er höher liegen als bei den rund 12 mg pro Tag, den die üblichen Tabellen nennen.

Dennoch soll immer versucht werden, zumindest den Grundbedarf über die tägliche Kost zu decken. Vitamin-E-haltige Lebensmittel zeigt folgende Zusammenstellung:

Vitamin-E-Gehalt in 100 g Lebensmittel

Pflanzenöle	ca. 50 mg
Nüsse	ca. 20 mg
Hering, Makrele	ca. 18 mg
Sojabohnen	ca. 13 mg
Weizenkeime	ca. 8 mg

Die gehaltvollsten Öle sind Soja-, Sonnenblumen-, Weizenkeim-, Palm- und Leinöl. Olivenöl enthält nur etwa halb so viel Vitamin E, seine gesundheitliche Bedeutung wird vor allem auf den Gehalt an Omega-3-Fettsäuren zurückgeführt.

Natürlich oder synthetisch?

Die meisten Vitamine, die in Präparaten angeboten werden, sind teilweise oder ganz synthetisch hergestellt. Vielen Verbrauchern stellt sich die Frage: Sind die Retortenprodukte auch gleich gut wirksam wie Naturprodukte, fehlen ihnen nicht die natürlichen Begleitstoffe?

Im Prinzip lässt sich sagen, dass die synthetischen Vitamine den natürlichen in ihrer Wirksamkeit in nichts nachstehen. Dennoch sollte man bedenken, dass in einem Lebensmittel neben den Vitaminen eine ganze Reihe anderer lebenswichtiger Stoffe enthalten sind. Neueste Studien haben gezeigt, dass diese Begleitstoffe aus der Nahrung beim Krebsschutz eine wichtige Rolle spielen. Hier kommen die so genannten sekundären Pflanzenstoffe ins Spiel. Auch die Ballaststoffe und die Omega-3-Fettsäuren werden gebraucht. Diese Begleitstoffe scheinen nicht nur ihre eigenen spezifischen Wirkungen zu haben, sondern auch beim Entfalten der Schutzwirkungen der Vitamine eine Rolle zu spielen. Um die Begleitstoffe wenigstens teilweise zu nutzen, sollten Vitaminpräparate zu den Mahlzeiten oder mit geeigneten Getränken eingenommen werden – zum Beispiel Karotin zum Möhrensaft oder Vitamin E zum Müsli mit Nüssen.

Prof. Biesalski von der Universität Hohenheim schlägt vor, sich bei der Grundversorgung mit Vitaminen nicht so sehr nach Mengenangaben zu richten, sondern nach »Leitsubstanzen«. Damit bezeichnet er Gruppen von Lebensmitteln, in denen die Vitamine besonders reichhaltig vorkommen.

Leitsubstanzen

Leitsubstanz Karotin
250 g Gemüse oder 400 ml Gemüsesaft
Zufuhr: ca. 4–10 mg

Leitsubstanz Vitamin C
250 g Obst oder 200 ml Obstsaft
Zufuhr: ca. 75–150 mg

Leitsubstanz Vitamin E
ca. 10 g Keimöle, 20 g Nüsse
Zufuhr: ca. 10–30 mg

Leitsubstanz Selen
250 g Vollkornprodukte und regelmäßig Fisch
Zufuhr: ca. 50–100 µg.

Mit dem täglichen Verzehr der angegebenen Lebensmittel wird der Grundbedarf an Vitaminen und pflanzlichen Schutzstoffen gedeckt. Zu bevorzugen sind dabei tiefgrüne oder orangefarbige Gemüse und Früchte, zum Beispiel Möhren, Spinat, Brokkoli, Tomaten, Zitrusfrüchte oder Aprikosen, auch als Trockenobst.

Sekundäre Pflanzenstoffe

»Sie ahnen gar nicht, wie viel Heilstoffe in Pflanzen enthalten sind. Mutter Natur liefert sie uns frei Haus.«

Prof. Claus Leitzmann, Universität Gießen

Als »unsere Lieblingskinder« bezeichnen Ernährungsforscher die so genannten sekundären Pflanzenstoffe: »sekundär« deshalb, weil sie im Gegensatz zu den Hauptnährstoffen erst an zweiter Stelle des pflanzlichen Stoffwechsels gebildet werden und für die Energieversorgung keine Bedeutung haben. Umso wichtiger sind sie aber für unsere Gesundheit. Satt würden wir auch ohne sie, vermutlich dann aber auch häufiger krank. Diese bioaktiven Substanzen sind unter anderem die Farb- und Aromastoffe. In der Pflanze wirken sie aber auch z. B. als Schutz gegen Schäden durch Sonnenbestrahlung, sie entgiften Schadstoffe und wirken wie In-

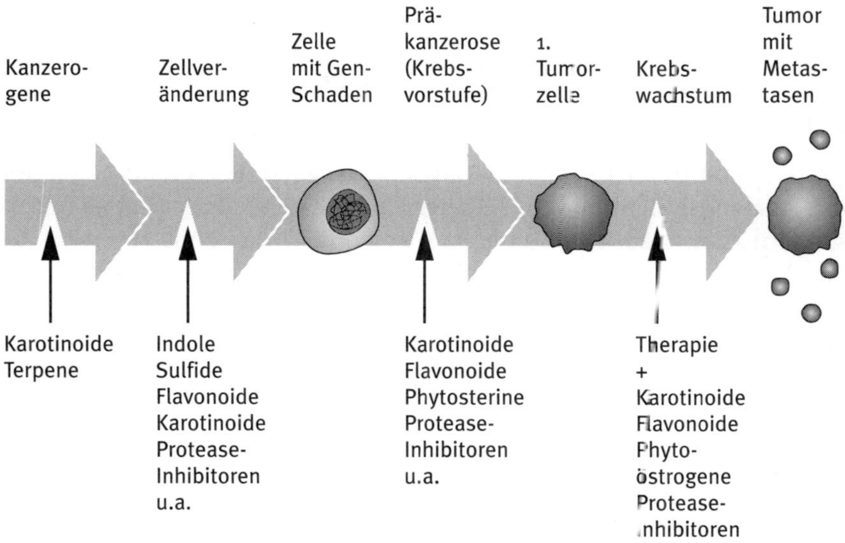

Abb. 8: So können sekundäre Pflanzenstoffe in das Krebsgeschehen eingreifen. Die Entwicklung einer gesunden Zelle zur Krebszelle verläuft in mehreren Schritten. Die in Pflanzen zahlreich enthaltenen sekundären Pflanzenstoffe können vor Zellschäden durch Kanzerogene schützen und aufgetretene Schäden sogar wieder rückgängig machen.

sektizide gegen Fressfeinde. In der Naturheilkunde werden einige dieser Wirkstoffe schon von alters her als Heilmittel genutzt. Mit der Nahrung aufgenommen, können sie auch beim Menschen ihre schützende und heilende Kraft entfalten. Sie sind meist gute Radikalfänger, vor allem aber enthalten sie viele Krebs hemmende Wirkstoffe.

Eine besonders interessante Gruppe sind die *Flavonoide*. Sie geben den Blüten und Blättern ihre Farbe. Doch sie bewirken viel mehr! Zu den Flavonoiden gehören zum Beispiel die Catechine und Quercetine in Kohlgemüsen, Bohnen, Äpfeln, Aprikosen, Erdbeeren oder Tee. Diese Biostoffe fangen nicht nur freie Radikale ab und entschärfen Schadstoffe. Die Catechine greifen direkt ins Krebsgeschehen ein. Sie helfen der Zelle, Schäden zu reparieren, und hemmen die weitere Vermehrung geschädigter Zellen.

Alle Kohlgemüse enthalten Indole. Zusammen mit der Ellagsäure in Beeren, Trauben und Nüssen helfen sie, unseren Stoffwechsel zu entgiften. Sie verhindern schädliche Einflüsse auf die Zellen und bremsen das Wachstum von Krebszellen. Die Indole können auch eine überschießende Hormonproduktion abschwächen.

Das Limonin in Zitrusfrüchten aktiviert Abwehrzellen, und das Lycopin in Tomaten ist nicht nur ein besserer Radikalfänger als das Beta-Karotin, sondern schützt auch die Außenhaut der Zelle. Wenn diese Membran intakt ist, haben Angreifer kaum eine Chance, die Zelle zu schädigen. Die Sulforaphane im Brokkoli aktivieren in der Zelle Entgiftungsenzyme, die dafür sorgen, dass Schadstoffe kein Unheil anrichten. In Tierversuchen ließ sich das Anwachsen von Impftumoren um ca. 50 Prozent vermindern.

Das Allium in Zwiebelgewächsen (Zwiebel, Knoblauch, Lauch) schützt die Gene im Zellkern vor Entartung. Eine ähnliche Wirkung haben die Lignane aus Getreide und Hülsenfrüchten.

Ein besonders wirksamer Krebshemmer ist das Genistein aus der Sojabohne. Forscher versuchen, daraus ein Medikament zu entwickeln. Dieser Pflanzenwirkstoff könnte es Mikrometastasen erschweren, irgendwo im Körper anzuwachsen. Da auch Metastasen eine Blutversorgung brauchen, sondern die Krebszellen einen Signalstoff ab, der den Organismus veranlasst, eine Verbindung zur nächsten Ader herzustellen. Das Genistein kann diesen Vorgang blockieren. Die Krebszellen würden dann verhungern. Ein anderer Stoff in Sojabohnen bremst eine überschüssige Hormonproduktion.

In grünem Tee ist kürzlich das EGCG entdeckt worden, ein Stoff, der sogar therapeutisch genutzt werden könnte. Er blockiert ein Enzym, das Tumorzellen absondern und mit dessen Hilfe sie sich in das gesunde Gewebe hinein ausbreiten können. Eine Tasse Tee enthält etwa 150 Milligramm dieses Stoffes. Mit vier bis fünf Tassen Tee täglich wird nach Auffassung amerikanischer Forscher eine Dosis erreicht, die eine Antitumorwirkung haben könnte, die also die Ausbreitung von Krebszellen hemmt. In schwarzem Tee ist EGCG nicht mehr in wirksamer Form enthalten, da es durch die Fermentierung verändert wird.

Das sind nur einige Beispiele. Ständig werden neue sekundäre Pflanzenstoffe entdeckt. »In Gemüse und Obst gibt es viele Wirkstoffe, die die Krebsentwicklung verhindern, verlangsamen oder gar umkehren können«, sagen US-Forscher.

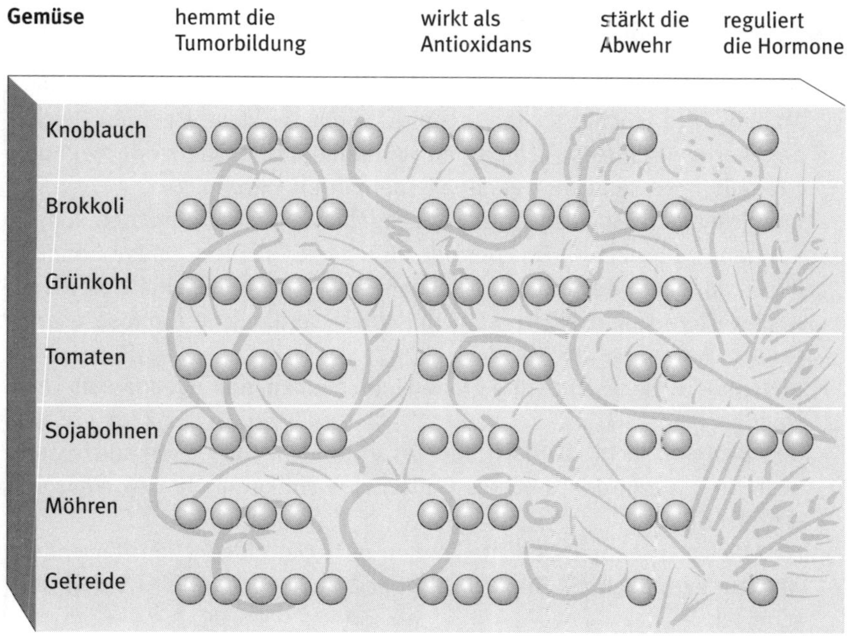

Abb. 9: Tumor hemmende Gemüsearten. Hier sind pflanzliche Nahrungsmittel aufgeführt, die besonders viele Krebs hemmende Biostoffe enthalten. Jeder Punkt steht für einen Inhaltsstoff mit angegebener Wirkung.

Spezialkost bei schweren Erkrankungen

Bei bestimmten Krebserkrankungen oder in fortgeschrittenen Krankheitsstadien ist es oft nicht möglich, die Vollwertkost so einzuhalten, wie sie empfohlen wird. Besonders bei Erkrankungen des Magen-Darm-Traktes können aus verschiedenen Gründen Abweichungen nötig werden. So kann es nach einer Operation oder als Folge weiterer Behandlungen zu Beschwerden bei der Verdauung kommen. Die Erfahrung hat gezeigt, dass die Betroffenen auf solche Störungen sehr unterschiedlich reagieren. In diesen Fällen kann eine »leichte Vollwertkost« hilfreich sein. Jeder muss selbst ausprobieren, was ihm gut und was ihm weniger gut bekommt.

Was ist allgemein gut verträglich?

- Gut verträglich sind meist Birnen, Bananen, Pfirsiche, Kiwis oder Mangos. Die Früchte sollten ausgereift sein. Zerkleinertes oder leicht angegartes Obst lässt sich gut mit Getreideflocken, Quark oder Joghurt zubereiten; es kann auch gerieben oder püriert werden.
- Möglichst zarte Gemüsesorten verwenden, wie Möhren, Tomaten, junge Kohlrabi, Auberginen, Fenchel oder Blumenkohl. Die Gemüse können leicht angegart oder kurz in kochendem Wasser blanchiert werden. Hochwertige Gemüsesäfte können schwer verdauliche Gemüse ersetzen.
- Blähende Hülsenfrüchte und groben Kohl meiden oder nur sparsam verwenden.
- Das Brot soll nicht zu frisch oder zu grob sein. Gut bekömmlich sind auch Knäckebrot oder leichtes Gebäck aus Vollkornmehl bzw. Weizenschrot-Zwieback.
- Für Müsli oder andere Gerichte können zarte Getreideflocken verwendet werden, evtl. auch als Brei. Nuss- oder Mandelmus verfeinert den Geschmack.

Mehr dazu finden Sie auch im Kapitel »Wie lassen sich Nebenwirkungen mildern oder verhüten?« ab Seite 176.

Das macht Appetit

Als Folge der Behandlung oder aus seelischen Gründen kann der Appetit nachlassen, oder es entwickeln sich Abneigungen gegen bestimmte Nahrungsmittel. Man sollte sie weglassen, seinem spontanen Geschmack folgen und sich seine Wunschkost zubereiten. Mehrere kleine Mahlzeiten am Tag sind besser als wenige große. Oft ist morgens der Appetit am besten. Ein gutes Frühstück kann dann weit in den Tag hinein sättigen. Appetitlich angerichtete Speisen munden besser, denn die Augen essen mit. Ein Spaziergang fördert den Appetit, ebenso ein Aperitif aus Saft, eventuell mit einem Schuss Campari oder Sekt.

Um eine Gewichtszunahme zu bewirken, muss nicht die Nahrungsmenge erhöht werden, sondern ihr Gehalt an Kalorien. Dann darf vor allem mehr Fett gegessen werden, also Fettkäse statt magerem oder Sahne zum Obstsalat. Das soll jedoch nicht übertrieben werden, denn umstritten ist in der Krebsmedizin die Frage, »ob eine forcierte Ernährung nicht eventuell mehr dem Tumorwachstum als dem Patienten nutzt«, wie es in der Zeitschrift »Ernährungsmedizin« formuliert wurde. Während einige Onkologen den Patienten mit Kalorienbomben »aufpäppeln« wollen, vertreten andere den Standpunkt: Etwas Untergewicht ist besser als Übergewicht.

Hilfe durch Nahrungskonzentrate

Problematischer wird die Ernährung in anderen Fällen. Krebs ist oft – zumindest in fortgeschrittenen *Stadien* – auch eine »konsumierende« Erkrankung. Die Geschwulst ernährt sich auf Kosten des kranken Körpers, d. h. sie entzieht dem Kranken alle Energien, die sie für ihr Wachstum braucht. Der Kranke verliert nicht nur stark an Gewicht, es kommt bei ihm auch zu einem bedrohlichen Mangel an lebenswichtigen Nährstoffen. Besonders Magenkrebs, aber auch andere Tumorarten führen oft schon vor der Diagnose zu einem erheblichen Gewichtsverlust. Man spricht von Kachexie, von der Auszehrung. Was in jedem Fall nötig ist: Der Kranke muss mit bestimmten Nährstoffen substituiert werden, um einen Mangel auszugleichen. Dazu gehören nicht nur die so genannten Mikronährstoffe wie Vitamine, Mineralien und Spurenelemente, sondern auch essenzielle, d. h. lebenswichtige Eiweiße und Fettsäuren. Für die Behandlung gibt es eine Reihe von Nahrungskonzentraten, etwa die so genannte »Astronautenkost«, die gegebenenfalls auch als Infusion verabreicht werden kann. Auch bei schweren Schleimhautentzündungen durch die Chemo- oder Strahlentherapie können vorübergehend solche Ernährungsformen nötig werden. Was erforderlich ist, sollte in jedem Fall der Arzt entscheiden.

Gibt es hilfreiche Diäten?

Immer wieder werden Diäten angepriesen, manchmal mit dem Hinweis, damit die Krankheit heilen zu können. Was ist von solchen Kostformen zu halten? Eine wirksame »Heildiät« ist keine von ihnen. Manche sind genuss- und lustfeindlich, einige sogar gesundheitlich sehr bedenklich. Andere entsprechen hinsichtlich der Zusammensetzung der Nahrungsmittel weitgehend einer Vollwerternährung und können befolgt werden – solange das nicht allzu einseitig geschieht. Auf einige dieser Diäten soll hier kurz eingegangen werden.

Vegetarische Ernährung

Vegetarier ernähren sich am gesündesten – solange sie nicht alles ablehnen, was vom Tier stammt. In ihren gemäßigten Formen entspricht die vegetarische Kost weitgehend der Vollwertkost. Ein Verzicht auf Fleisch hat bei Erwachsenen keine Nachteile. Bei Kindern könnte jedoch ein Mangel an Eisen auftreten. Milchprodukte und Eier sollten jedoch gegessen werden, da es sonst zu Mangelerscheinungen kommen kann. Da Vegetarier meist auf Rauchen, Alkohol und andere Genussmittel verzichten, kann ihr gesundheitlicher Vorteil vermutlich nicht allein auf die Ernährung zurückgeführt werden. Der Rat: »Essen Sie wie ein Vegetarier« sollte deshalb eher lauten: »Leben Sie wie ein Vegetarier.«

Hay'sche Trennkost

Für diese Diät gilt im Grundsatz, eiweißhaltige Lebensmittel (Fleisch, Milchprodukte) und Kohlenhydrate (Gemüse, Getreide) möglichst nicht zusammen zu verzehren. Die Enzymproduktion der Verdauungsorgane, so die Begründung, sei von Natur aus nicht darauf eingestellt, gleichzeitig Eiweiß und Kohlenhydrate zu verdauen. Als Faustregel für diese Ernährungsform gilt: Während einer Mahlzeit nicht konzentrierte Eiweiße (Fleisch, Fisch, Eier, Wurst, Käse, Milch, Sojamehl) zusammen mit konzentrierten Kohlenhydraten (Brot, Nudeln, Reis, Kartoffeln, Zucker oder Bananen) verzehren. Ernährungswissenschaftler bezweifeln diese Zusammenhänge. Viele Anwender schwören jedoch auf diese Kostform und fühlen sich dabei wohl. Insgesamt entspricht sie in ihrer Zusammensetzung der Vollwertkost.

Anthroposophische Diät

Von Anthroposophen wird eine Ernährung empfohlen, die weitgehend der Vollwertkost entspricht. Für das Gebot, keine Nachtschattengewächse wie Tomaten oder Kartoffeln zu essen, gibt es jedoch keine wissenschaftliche Begründung. Im Gegenteil: Alle Untersuchungen sprechen dafür, dass diese Nahrungsmittel gesund und bekömmlich sind.

Schnitzer-Diät

Hauptbestandteil bei dieser Kostform sind Speisen aus Getreide, das vor dem Verzehr selbst gemahlen und angekeimt wird. Solange nicht zu einseitig nur Körner, sondern auch alle anderen Vegetabilien (pflanzliche Lebensmittel) gegessen werden, außerdem auch Milchprodukte und gelegentlich Fleisch und Fisch, gleicht diese Diätform einer moderaten vegetarischen Ernährung.

Makrobiotische Kost

Die aus Japan stammende Diät basiert auf Getreideprodukten, die stufenweise einen immer größeren Anteil an der Ernährung einnehmen sollen.

In der höchsten Stufe 7 sind nur noch Getreideprodukte erlaubt. Nur in der Stufe 1 mit 40 Prozent Getreideprodukten, 30 Prozent Gemüse, 20 Prozent tierischem Eiweiß und 10 Prozent Gemüsesuppe entspricht sie noch einer Vollwertkost. Bei höheren Stufen ist ein Mangel an Eiweiß, Kalzium, Eisen sowie an Vitaminen und Spurenelementen zu befürchten. Bedenklich ist auch die drastische Reduzierung der Trinkmenge. Für Krebskranke ist diese Kost nicht zu empfehlen.

Breuss-Fastenkur

Der Heilpraktiker Breuss empfiehlt eine Kur, durch die der Krebs »ausgehungert« werden soll. Nach seiner Theorie »lebt Krebs nur von den festen Speisen, die der Mensch zu sich nimmt«. 42 Tage lang sollen nur Gemüsesäfte und Kräutertees getrunken werden. Die Saftmischung besteht aus roten Rüben, Sellerie, Rettich und Kartoffeln. Für eine Wirksamkeit fehlen nicht nur überzeugende Belege, die Kur kann vielmehr den Kranken in eine Kachexie führen, in eine Auszehrung mit Kräfteverfall. Ärzte raten deshalb von dieser Extremform des Fastens ab.

Kuren zum Entschlacken und Entgiften

Um die Genesung zu fördern, können ärztlich erprobte Fastenkuren durchaus hilfreich sein. Bei diesen Diäten steht jedoch nicht die Krebsbekämpfung im Vordergrund, sondern es wird eine allgemeine Umstimmung des Organismus bezweckt, die Beseitigung von Störungen im Stoffwechsel oder der Verdauung sowie eine allgemeine Entschlackung und Entgiftung. Solche Kuren sollten jedoch nur bei gutem Allgemeinbefinden und in dafür eingerichteten Kliniken oder Sanatorien erfolgen beziehungsweise mit dem behandelnden Arzt abgesprochen werden.

Heilfasten

Unter ärztlicher Aufsicht durchgeführt, kann Heilfasten sehr nützlich sein. Es entschlackt den Organismus, baut Übergewicht ab und hilft den Verdauungs- und Entgiftungsorganen, sich zu regenerieren. Es kann zu einer besseren Ausgangslage bei der Krebsabwehr beitragen. Fastenkuren dauern normalerweise drei Wochen. Bis zu einer Woche kann man auch zu Hause fasten, sofern der allgemeine Ernährungs- und Gesundheitszustand das erlaubt. Es muss viel getrunken werden; mit Fleischbrühe und Gemüsesäften bekommt der Körper auch seine Ration an Eiweiß und Vitalstoffen.

Molkekur

Eine Kurzkur besteht darin, bis zu 5 Tagen nur 1 Liter Molke über den Tag verteilt zu trinken und dazu etwa 300 Gramm Möhrenrohkost zu essen. Andere feste Nahrung soll nicht oder nur sehr beschränkt verzehrt werden. Zwischendurch sollen Kräutertees getrunken werden, um dem Körper ausreichend Flüssigkeit zuzuführen. Zu einer Umstimmung des Stoffwechsels sind solche Wechsel in der Ernährung gut geeignet.

Mayr-Kur

Bei der von einem österreichischen Arzt entwickelten Kur zur Darmreinigung gibt es als Mahlzeit dreimal pro Tag jeweils ein altbackenes Brötchen oder eine Scheibe geröstetes Weißbrot, dazu 1 Liter frische Milch, Buttermilch oder Molke, die löffelweise zugeführt werden. Jeder Bissen wird bis zur Verflüssigung im Munde gekaut. Außerhalb der Mahlzeiten trinkt man Kamillen- oder Fencheltee. Diese Diätkur von bis zu 3 Wochen wird von Sanatorien angeboten, sie kann tageweise auch zu Hause durchgeführt werden.

Frischkost-Kur

Wer mit der Verdauung von Rohkost keine Schwierigkeiten hat, kann mehrere Tage lang nur Frischkost essen. Zum Frühstück eignet sich ein Frischkornbrei, mittags und abends stehen abwechslungsreiche Rohkostplatten oder Obstsalate zur Wahl. Getrunken werden nur Gemüsesäfte, zwischendurch kann Obst gegessen werden.

Bewegung trainiert das Immunsystem

»Wer rastet, der rostet«, heißt es sprichwörtlich. Nicht nur Herz, Muskeln und Gelenke erlahmen beim »Stubenhocker«. Träge werden auch Geist und Seele. Der Organismus verliert die Fähigkeit, sich wechselnden Belastungen anzupassen. Ebenso wie der Kreislauf brauchen auch die Abwehrzellen ihre Anregung. Auch für Kranke und Behinderte gibt es Möglichkeiten, sich körperlich fit zu halten. Ohne viel Mühe lässt sich ein tägliches Bewegungstraining durchführen.

Wie wirkt sich Sport aus?

»Der Kranke braucht möglichst früh eine körperliche Aktivierung«, verkünden Onkologen und Sportmediziner gemeinsam das neue Credo für die Nachsorge. Das »Schonen Sie sich«, in bestimmten Situationen nötig, soll die Ausnahme bleiben, nicht die Regel sein. Während in Nachsorgekliniken Bewegungs- und Gymnastikprogramme schon länger durchgeführt werden, hat man jetzt auch in Akutkliniken erkannt, dass Bewegung während der Therapie das Befinden der Patienten erheblich verbessern kann. In der Universitätsklinik Freiburg werden die Kranken ermuntert, sich nach der Operation oder während anderer Behandlungen auf einem Fahrradergometer zu betätigen. In der Klinik wurde ein Intervall-Training entwickelt, das von zunächst fünfmal 1 Minute auf zehnmal 6 Minuten täglich gesteigert wird. Dabei werden dem Patienten etwa 70 Prozent seiner Leistungsfähigkeit abgefordert. Nach ersten Erfahrungen leiden die trainierten Patienten weniger unter den Nebenwirkungen einer Behandlung und unter anderen Beschwerden, sie erholen sich schneller und sind psychisch ausgeglichener. »Es würde mich nicht wundern, wenn diese aktiveren Patienten auch länger leben«, fasste Klinikchef Prof. Mertelsmann die bisherigen Erfahrungen zusammen.

Von »größeren Überlebenschancen« spricht auch der Immunologe Prof. Gerhard Uhlenbruck. An der Universität Köln befasst er sich mit den Auswirkungen moderaten Sports auf das Befinden von Krebspatienten. Eine Studie, durchgeführt bei Frauen, die nach der Brustkrebsoperation in einer Sportgruppe 6 Monate lang 2- bis 3-mal pro Woche ein Ausdauertraining mitmachten, ergab folgende Befunde:

- Eine der Leistung angepasste sportliche Belastung trainiert das Immunsystem. Fresszellen, natürliche Killerzellen, Antikörper und die speziellen Abwehr-Lymphozyten werden schon nach kurzer Zeit aktiver. Bei den meisten Frauen war das Immunsystem bald wieder so leistungsstark wie bei Gesunden.
- »Geradezu dramatisch« waren die psychischen Veränderungen. Depressionen oder gar Todesgedanken traten kaum noch auf: »Durch die sportliche Betätigung werden Angstgefühle erheblich vermindert und die Widerstandsfähigkeit in Stress-Situationen deutlich gestärkt.« Die Psyche stabilisiert sich, und es werden durch die vermehrte Ausschüttung von Endorphinen (so genannte Neurotransmitter, die Nervensignale übertragen) sogar Glücksgefühle erzeugt – eine Beobachtung, die viele Freizeitsportler kennen.
- Der Stoffwechsel wird mobilisiert, alle Gewebe werden besser durchblutet und Stoffwechselschlacken schneller abtransportiert.

»Krebspatientinnen aus Sportgruppen zeigen sich aufgeschlossen für gesunde Ernährung, sie brauchen weniger Schmerz- und Beruhigungsmittel, und sie können negative Auswirkungen von Chemo- und Strahlentherapie besser kompensieren«, fasst Prof. Uhlenbruck vorliegende Erfahrungen und Untersuchungen zusammen. Im Rahmen der Rehabilitation von Krebspatienten könne das Bewegungstraining nicht hoch genug eingeschätzt werden.

Welche Sportarten sind geeignet?

Empfohlen werden dem Leistungsvermögen angepasste Ausdauersportarten wie Laufen, Rad fahren, Schwimmen, Skilanglauf oder flotte Spaziergänge. Ballspiele oder Tanzen muntern auf. Gymnastische Übungen lassen sich auch therapeutisch nutzen, beispielsweise um Verspannungen im Schultergürtel zu lösen, die häufig nach Brustoperationen auftreten. Geeignet ist eigentlich alles, was Spaß und Freude macht. Bei Lymphödemen oder anderen Behinderungen kann der Arzt besondere Übungen empfehlen oder von anderen abraten. Zahlreiche Selbsthilfegruppen und Sportvereine bieten Gymnastik- und Sportprogramme an, die für Krebspatienten geeignet sind.

Alle Übungen sollen spielerisch und ohne Leistungsdruck durchgeführt werden. Das Gefühl, etwas geschafft zu haben, gibt neuen Auftrieb und Lebensmut. Das gemeinsame Erleben in der Gruppe verstärkt diesen günstigen Effekt.

Empfohlen werden von Sporttherapeuten Übungseinheiten von etwa 30 Minuten Dauer. Danach ist eine Ruhepause angebracht. Die jeweilige Dauer richtet sich weitgehend nach der Leistungsfähigkeit der Teilnehmer. Es gibt Krebskranke, die sogar Marathonläufe mitmachen. Gute Übungszeiten sind der frühe Vormittag nach einem leichten Frühstück oder der späte Nachmittag.

Auf körperliche Belastung reagiert der Körper ähnlich wie auf leichte Infektionen. Die Abwehrzellen werden alarmiert. Sie schütten vermehrt Interleukin 1 und andere Zytokine aus. Gleichzeitig werden Endorphine ins Blut abgegeben, die das zentrale Nervensystem animieren. Das führt zu der bei Sportlern auftretenden Euphorie, die manche fast »süchtig« macht und sie alle Strapazen freudig ertragen lässt. Kranke fühlen sich nach der körperlichen Betätigung deutlich wohler. Depressive Verstimmungen, Ängste oder sogar Schmerzen schwinden oder wirken weniger belastend.

Die Auswirkungen auf das Immunsystem zeigen sich schon bei relativ leichten Übungen. Niemand muss deshalb zum Dauerschwimmer oder Jogger werden. Schon nach einem flotten Gang durch den Stadtpark ist die Aktivität der Abwehrzellen für etwa drei Stunden erhöht.

Wie lässt sich das Immunsystem außerdem anregen?

Sanfte Reize regen an, starke Reize schwächen!

Auch zu Hause kann man sich abhärten und fit halten. Hilfreich ist alles, was den Körper sanften und wechselnden Reizen aussetzt:

- Kneippgüsse oder Bürstenmassagen am Morgen regen nicht nur den Kreislauf an. Auch warm-kalte Abwaschungen sind ein einfaches, aber gutes Mittel. Begonnen wird immer mit »warm«, und mit »kalt« wird aufgehört. Massagen und Güsse sollen »zum Herzen hin« erfolgen, also vom Fuß oder von der Hand nach oben. Es muss nicht der ganze Körper sein; kalte Güsse über Beine und Arme bis hinauf zu den Schenkeln oder Schultern genügen. Danach darf man sich im warmen Bett noch etwas Ruhe gönnen.
- Gut wirkt eine »Fröstelimpfung«. Nach dem Guss oder der kalten Abreibung trocknet man sich nicht ab, sondern lässt die Haut bei leichter Gymnastik an der Luft trocknen oder, leicht zugedeckt, auch auf einer Liege.
- Sauerstoff bringt mehr Vitalität. Etwas Atemgymnastik beim Spaziergang oder am geöffneten Fenster sollte daher zum festen Ritual werden.
- Was dem Körper gut tut, bekommt auch der Seele. Sie braucht ebenfalls wechselnde Reize, auch mal ein bisschen Stress. Im Tagesablauf sollen sich Anspannung und Entspannung harmonisch abwechseln.

Die Psyche stärken

»Wir haben alle Heilung in uns selbst.«

Dr. O. Carl Simonton, Psychoonkologe, USA

Wie sehr das körpereigene Abwehrsystem von Gedanken und Empfindungen gesteuert wird, ist erst in den letzten Jahren erkannt worden. Körper, Seele und Geist bilden eine Einheit, die enger ist, als man früher angenommen hat. Sowohl die Gehirnzellen wie die Abwehrzellen produzieren Signalstoffe, mit denen sie sich gegenseitig verständigen, sich »anfeuern« oder »lähmen«. Der neue Wissenschaftszweig der »Psyche-Neuro-Immunologie« erforscht diese Wechselwirkungen zwischen Seele, Nerven und Immunsystem.

Zahlreiche Studien bestätigen es: Positive Gedanken, Freude und Lachen erhöhen die Aktivität der Abwehrzellen. Ängste, Trauer oder Dauerstress beeinträchtigen die Abwehrleistung. Bei Betroffenen kann das zu einem Teufelskreis führen: Krankheit und Ängste machen depressiv und lähmen die Abwehrbereitschaft. Das wiederum verstärkt die Beschwerden und Ängste. Es gehört sehr viel innere Kraft dazu, ohne psychische Hilfe mit den Belastungen fertig zu werden.

Krebskranke sind mehr als andere einem enormen Stress ausgesetzt. Selbst wenn es nur unbewusst geschieht – mit der Krankheit werden Assoziationen an körperliche Behinderung, Hilflosigkeit und Sterben ausgelöst. Auch andere Ängste und Befürchtungen lassen sich nicht immer verdrängen und belasten die Seele:

- Wie oft muss ich noch ins Krankenhaus, was ergibt die nächste Kontrolluntersuchung?
- Verändern sich meine Beziehungen zu meinem Partner, zu Freunden, Kollegen?
- Werde ich abhängig von der Hilfe anderer?
- Kann ich mein gewohntes Leben oder meinen Beruf weiterführen; kann ich noch leisten, was verlangt wird?
- Verändert sich mein Selbstwertgefühl als Frau oder Mann?

Dadurch, so der Düsseldorfer Psychoonkologe Dr. Hartmut Keute, werden Krebskranke gezwungen, sich an neue Lebenssituationen anzupassen, und sind dabei oft überfordert. Sie empfinden es als »Sturz aus der bisherigen Wirklichkeit« und meinen, dass »ein Leben wie zuvor nicht mehr möglich« sei.

Den Betroffenen bei der Bewältigung dieser Ängste und Probleme zu helfen, sehen die Psychologen als ihre Aufgabe an. Dabei haben sie die optimistisch stimmende Erfahrung gemacht, dass bewältigte Ängste sogar zu einem bewussteren Leben führen können. Bedenklich wird es erst, wenn negative Gedanken die Oberhand gewinnen und das ganze Denken und Fühlen beherrschen. Sehr bildhaft beschreibt ein amerikanischer Psychologe die Reaktion der Abwehrzellen auf Mutlosigkeit, indem er diese »sagen« lässt: »Wenn unser Kopf nicht mehr will, wollen wir auch nicht mehr.«

In den USA und Europa durchgeführte Studien zeigen, dass Krebspatienten, die sich nach der klinischen Behandlung einer Gesprächsgruppe anschließen oder einfache Meditationen machen, nicht nur besser mit der Krankheit leben, sondern auch weniger Rückfälle haben.

Der amerikanische Psychoonkologe Dr. Spiegel belegte das als Erster in einer Studie. Eigentlich wollte er beweisen, dass psychotherapeutische Maßnahmen keinen Einfluss auf den Verlauf einer Krebserkrankung haben. Die Studienergebnisse belehrten ihn eines Besseren. Frauen mit fortgeschrittenem Brustkrebs wurden in einer Gruppentherapie mit Gesprächen und visuellen Übungen betreut. Bei den visuellen Meditationen, die vor allem auf Dr. Carl O. Simonton zurückgehen, stellt sich der Patient bildhaft seine Krankheit vor und führt die Abwehrzellen mental zum Angriff auf die Geschwulst. Eine Kontrollgruppe blieb ohne diese psychische Hilfe. Nach zehn Jahren lebten von den Frauen mit psychischer Zuwendung noch doppelt so viele wie von denen der Vergleichsgruppe. Die betreuten Frauen hatten auch erheblich weniger Schmerzen oder andere Beschwerden.

In weiteren Studien, so auch an der Medizinischen Hochschule in Hannover, konnte ebenfalls bestätigt werden, dass psychische Hilfen das Risiko eines Rückfalls verringern. Bei Ängsten und Stress sondern die Nervenzellen Stoffe ab, die das Immunsystem lähmen. Diese Botenstoffe erreichen nicht nur die Abwehrzellen im Gehirn, sondern überall im Körper. Es scheint sogar, dass auch Krebszellen diese Signale empfangen – doch bei ihnen wirken sie nicht bremsend, sondern fatalerweise eher gegenteilig: Sie könnten sogar das Tumorwachstum anregen. Bei der Studie in Hannover zeigte sich, dass das Immunsystem schon zehn Tage nach Beginn der psychischen Betreuung reagiert: Die aktiven Abwehrzellen nahmen deutlich zu.

Wie wirksam bereits relativ kurzzeitige Bemühungen um eine psychische Stabilisierung sein können, zeigt eine Studie an der Universitätsklinik in Kiel. Während des Klinikaufenthaltes wurde eine Gruppe von Patienten von Psychologinnen intensiv betreut. Ihnen wurde alles erklärt, was mit der Erkrankung zusammenhängt, was an Behandlungen jetzt in der Klinik geschieht und worauf danach zu achten ist. Nach zwei Jahren wurde das Ergebnis dieser Bemühungen überprüft. Die nur drei Wochen lang psychisch auf die Krankheit vorbereiteten Patienten waren weniger hilflos und hoffnungslos und wesentlich besser mit ihrer Erkrankung fertig geworden als die einer nicht betreuten Kontrollgruppe. Sie litten weniger unter Ängsten oder Depressionen sowie an anderen Beschwerden. Sogar die Zahl der Rückfälle war in der betreuten Gruppe geringer.

Kurzfristige Schwankungen der Gemütslage haben nach allen Erkenntnissen kaum nachteilige Folgen. Jeder Betroffene kann und wird mal in ein seelisches Tief rutschen. Wenn er dann bald wieder zu einer optimistischen Gefühlslage zurückfindet, scheint das auf den Verlauf der Erkrankung keinen Einfluss zu haben. Erst wenn der Mensch über längere Zeit in negativen Gedanken und Gefühlen stecken bleibt, kann sich die damit verbundene Immunschwächung auf die Krankheit auswirken. Entscheidend scheint nicht die Art der Belastung zu sein, sondern die Weise, in der sie bewältigt wird!

Gibt es eine Krebspersönlichkeit?

Die Notwendigkeit einer psychischen Begleitung von Krebskranken wird heute allgemein akzeptiert. Man weiß, dass seelisch stabile Patienten die Krankheit besser bewältigen und dass Betroffene, die sich isolieren, schlechtere Chancen haben. Ungeklärt sind jedoch noch Fragen, die viele Betroffene stellen: Können psychische Belastungen die Krankheit auslösen? Gibt es eine Krebspersönlichkeit?

Die Frage nach einer »Krebspersönlichkeit«, also nach Menschen, die auf Grund ihrer Charaktereigenschaften den Keim der Erkrankung sozusagen von Geburt an in sich tragen, ist von vielen Psychoonkologen untersucht worden. Bei der Durchsicht der verschiedenen Studien fällt auf, dass in vielen dieser Arbeiten sehr ähnliche seelische Charakterstrukturen aufgeführt werden. Durch psychische Risikofaktoren gefährdete Personen und ihre Eigenschaften werden so beschrieben:

- Neigung zur Selbstaufopferung. Sie denken mehr an andere als an sich.
- Neigung zur Introvertiertheit. Sie gehen wenig aus sich heraus, schlucken Ärger oder Kummer lieber herunter.
- Verringerte Emotionalität. Sie können ihre Gefühle, ob Freude oder Wut, schlecht ausdrücken.
- Flucht vor der Realität. Sie verleugnen oder verdrängen ihre Probleme und geraten dadurch leicht in Hilf- und Hoffnungslosigkeit.

Sind das Eigenschaften einer Krebspersönlichkeit? »Jeder Studie, die zu solchen Ergebnissen kommt, stehen andere gegenüber, die das nicht bestätigen«, sagt dazu der Heidelberger Psychoonkologe Prof. Rolf Verres. Er hält die Diskussion für unnütz und sogar schädlich. Das Gerede von einer

Krebspersönlichkeit mache jenen Menschen Angst, die sich in dieser Beschreibung zu erkennen glauben. Bereits Erkrankte würden in unnötige Schuldgefühle verstrickt, denn ihnen werde eingeredet, ihre Persönlichkeitsentwicklung und ihr Leben nicht gemeistert zu haben.

Die Frage, ob tiefgreifende psychische Ereignisse (Traumata) die Krankheit auslösen können, wird mehrheitlich verneint. Die Antwort lautet wie bei den physischen Risikofaktoren: Es müssen mehrere Risiken zusammentreffen. Ein Trauerfall, eine Scheidung oder andere seelisch belastende Ereignisse allein verursachen keinen Krebs. Sie können aber vermutlich seine Entwicklung beschleunigen, wenn weitere Risikofaktoren wie z. B. Rauchen oder Veranlagung hinzukommen, der Körper also noch andere Belastungen zu bewältigen hat.

Dabei dürfte es im psychischen Bereich weniger auf bestimmte angeborene Charaktereigenschaften ankommen als auf Verhaltensweisen. Wer Trauer, Lebensängste oder Verluste nur schwer bewältigen kann und dadurch ständig in depressiver Stimmung lebt, kann gefährdeter sein als jemand, der das Leben leichter nimmt. Von Betroffenen hört man zwar immer wieder, dass die Krankheit bei ihnen wenige Monate nach einem belastenden Erlebnis oder einem Trauerfall entdeckt worden sei. Schon die lange Entstehungszeit bei Krebs spricht jedoch gegen einen solchen ursächlichen Zusammenhang. Denkbar ist, dass eine schwere psychische Belastung die Abwehr zusammenbrechen lässt und dass eine vorher durch das Immunsystem unterdrückte Geschwulst nun ungehemmt zu wuchern beginnt.

Übereinstimmung herrscht darüber: Auf die Genesung hat die Seelenlage einen erheblichen Einfluss! Psychoonkologen sehen ihre vordringlichste Aufgabe darin, den Patienten aus dem »schwarzen Loch« herauszuhelfen, in das viele nach eigenem Bekunden gefallen sind. Viele Betroffene fühlen sich mit ihren Problemen und Ängsten allein gelassen und neigen dazu, sich zu isolieren und zu resignieren. Das aber verstärkt Angstgefühle und Depressionen. Diese treten bei Patienten mit wenigen sozialen Kontakten oder einem unharmonischen Familienleben doppelt so häufig auf wie bei Betroffenen mit einem intakten sozialen Umfeld. »Es kommt darauf an, den angstvoll nach innen gerichteten Blick des Patienten für neue Lebensbezüge frei zu bekommen«, so Prof. Hartmut Heine, Universität Witten-Herdecke.

Der amerikanische Psychoonkologe Dr. O. Carl Simonton beschreibt die Krankheit als einen Rückkoppelungsprozess. Der Körper reagiert, wenn etwas mit der Seele nicht in Ordnung ist. Dem Kranken müsse daher geholfen werden, mit seinem ungesunden, negativen Denken aufzuhören und sich von zerstörerischen Emotionen zu befreien. Das sei nicht leicht, aber durchaus möglich.

Die psychische Nachsorge bemüht sich deshalb darum, dem Patienten aus der Isolation herauszuhelfen und ihm Wege zu zeigen, mit sich und der Krankheit leben zu lernen. Je früher damit begonnen wird, desto erfolgreicher kann das sein.

Hilfen gegen die Angst

Es gibt viele Wege, um Ängste abzubauen, Trauer zu bewältigen und Depressionen zu verscheuchen. Den zu ihm passenden Weg muss jeder selbst finden. Aber er muss sich auf die Suche danach machen.

Die Angst überwinden

- **Sich informieren.** Unkenntnis und Ungewissheit sind Quellen der Angst. Wer möglichst viel über seine Krankheit weiß, wer fragt, was mit ihm geschieht und weshalb, der fühlt sich nicht mehr so hilflos dem Schicksal ausgeliefert.

  ⇒ *Wissen mindert die Angst.*

- **Sich aussprechen.** Wer Ängste und Sorgen in sich »hineinfrisst« oder wer sich in Selbstvorwürfe und Schuldgefühle verstrickt, macht es sich unnötig schwer. Suchen Sie sich verständnisvolle Freunde, oder schließen Sie sich einer Selbsthilfegruppe an.

  ⇒ *Was von der Seele geredet wird, belastet weniger.*

- **Sich ablenken.** Wenn trübe Gedanken allzu sehr bedrängen, wenn sie wie ein Mühlrad im Gehirn kreisen, sollte man ihnen ausweichen – je nach persönlichen Vorlieben durch ein spannendes Buch, einen Fernsehkrimi, Musik, ein interessantes Hobby oder einen Ausflug.

  ⇒ *Äußerer Abstand bringt auch inneren Abstand.*

- **Sich betätigen.** Geben Sie Ihre gewohnten beruflichen oder privaten Beschäftigungen nicht ohne Grund auf. Oder suchen Sie sich eine andere Betätigung. Das Gefühl »Ich werde noch gebraucht« gibt seelischen Auftrieb.

  ⇒ *Wer sich eine Aufgabe gibt, gibt nicht auf.*

- **Mehr an sich denken.** Es gibt Hinweise dafür, dass Menschen, die immer nachgeben, die es anderen recht machen wollen und eigene Wünsche zurückstecken, anfälliger für eine Erkrankung und für Rückfälle sind. Tun Sie öfter das, was Ihnen Freude macht.

  ⇒ *Sagen Sie sich und anderen öfter mal: »Ich will ...«*

- **So stoppen Sie schwarze Gedanken.**
  Vielen geht es so: Ängstliche Gedanken fangen an zu kreisen, man kommt nicht von ihnen los. In solchen Situationen empfiehlt sich folgende Übung:

  Befehlen Sie sich laut: »Schluss jetzt!« Hauen Sie dabei kräftig auf den Tisch. Wiederholen Sie das eventuell mehrmals. Nicht immer klappt es beim ersten Versuch. Aber es lässt sich trainieren.

  Unterstützend wirkt es, wenn Sie außerdem Ihre Situation abrupt ändern und etwas ganz anderes tun: Wer liegt, soll aufstehen; wer sich im Zimmer aufhält, soll raus; ist es ruhig um Sie, schalten Sie das Radio an; wer allein ist, soll Gesellschaft suchen, jemand anrufen, unter Leute gehen.

Die Krebserkrankung ist für jeden Betroffenen ein tiefer Einschnitt und kann ein Anlass sein, das bisherige Leben zu überdenken, um es bewusster zu gestalten. Beim Ziehen einer Lebensbilanz kann es hilfreich sein, sich folgende Fragen zu stellen:

- Was will ich? Welche Wünsche oder Ziele sind für mich wichtig, auf welche könnte ich verzichten?
- Was kann ich? Traue ich mir zu wenig zu, oder mute ich mir zu viel zu? Muss ich immer in allen Dingen 100%ig sein, sollte ich hier und da zurückstecken oder mich in anderen Lebensbereichen mehr engagieren?
- Was muss ich? Welche Aufgaben muss ich unbedingt übernehmen, von welchen könnte ich mich befreien? Was kann ich in meinem Leben ändern, was muss ich, so wie es ist, akzeptieren?
- Was folgt? Viele unnötige Belastungen und Frustrationen entstehen, weil man aus Gutmütigkeit oder unüberlegt etwas übernimmt, was einen bald überfordert und reut.

Vor allem die Frage »Was folgt, wenn ich dies oder jenes anfange oder lasse?« sollte gut überdacht werden. Lernen Sie, rechtzeitig »nein« zu sagen.

Besonders Frauen neigen dazu, bei Wünschen oder Forderungen anderer ihre eigenen Bedürfnisse zurückzustellen. Und schon bald ärgert man sich darüber, zu schnell »ja« gesagt zu haben.

Versuchen Sie auch, den Tag oder die Woche so vorzuplanen, dass Sie das, was Sie sich vornehmen, auch durchführen können. Denn die nicht geschaffte Arbeit wirkt belastend.

Erfüllen Sie sich lang gehegte Wünsche. Kaufen Sie sich das Kleid, von dem Sie träumten, oder planen Sie die immer verschobene Urlaubsreise. Resignierend zu sagen: »Das nutzt ja alles nichts mehr«, wäre falsch. Denn was das Gemüt erfreut, stärkt die Heilungskräfte.

Positive Lebensregeln

Gisela Beyersdorff gibt bei Vorträgen den Mitbetroffenen folgende Lebensregeln mit auf den Weg:

Sage dir:

- **Es ist alles so schwer, wie man es nimmt**
  Auf die innere Einstellung kommt es an.
  Wie gut, dass es Ärzte gibt, die mich behandeln und beschützen.
- **Angst macht alles nur viel schlimmer**
  Ich verderbe mir nur meine Zeit.
  Ich will nicht unnötig leiden.
  Angst kostet Kraft und macht krank.
- **Gedanken sind Kräfte**
  Ich bin, was ich denke.
  Ich will mich mit guten Gedanken aufladen.
  Ich werde alles leichter nehmen und optimistisch denken.

Frage dich:

- **Sind das wirklich meine Probleme?**
  Leg ab, was dich belastet.
  Tu etwas für dich, nicht gegen dich.
  Lerne, »nein« zu sagen – weniger ist mehr.

Denke daran:

- **In der Ruhe liegt Kraft**
  Meditation kann wirksamer sein als Medikamente.
  Wer sich freuen kann, lebt besser und länger.
- **Was mir gut tut, stärkt mich!**
  Suche dir Streicheleinheiten – verbal und real.
- **Denke nicht so viel an morgen. Lebe heute!**

Erlernbare Verfahren zur Krankheitsbewältigung

Sehr vielseitig ist das Angebot von Kursen und Übungen zur psychischen Krankheitsbewältigung. Vielfach lassen sie sich nach kurzer Lehrzeit als tägliches »Seelentraining« in den Alltag einfügen. Bewährte Methoden sind:

- Die **Gesprächstherapie** lässt sich einzeln oder in Gruppen durchführen. Jeder spricht über das, was ihn bedrückt, oder es wird ein Thema vorgegeben. Der Therapeut lenkt das Gespräch und führt es zu einem klärenden Punkt. Die Gespräche sollen den Patienten ermutigen und dazu anleiten, sich mit der Krankheit auseinander zu setzen, Ängste auszusprechen und zu lernen, besser mit ihnen umzugehen. Schon das »darüber sprechen« entlastet die Seele.

Geeignet vor allem für Patienten, die kontaktfreudig sind und sich verbal, also gut durch Worte ausdrücken können.

- **Autogenes Training** eignet sich für fast jede Situation. Über suggestive Übungsformeln wird eine tiefe körperlich-seelische Entspannung erreicht, die nach etwas Übung eine psychovegetative »Umschaltung« des ganzen Organismus ermöglicht. Stress, Nervosität oder belastende Gefühle, die über das vegetative Nervensystem auch zu körperlichen Beschwerden führen, lassen sich besser ertragen und helfen so, mit Sorgen und Ängsten fertig zu werden.

Geeignet bei Ängsten, Schmerzen, Schlafstörungen, Stress und inneren Spannungen.

- **Visualisierung und Imagination** sind uralte Meditationsübungen. Bekannt und besonders für Krebskranke geeignet ist die **Simonton-Methode**. Im Zustand tiefer Entspannung soll der Betroffene sich in seinen Körper versenken und sich bildhaft sein Inneres vorstellen. Mental kann er dann die Abwehrzellen an die Krebsherde heranführen und ihnen »befehlen«, diese anzugreifen.

Geeignet als psychische Heilhilfe, zum Abbau von Ängsten und Depressionen.

- **Künstlerische Therapien** wie Malen, Musizieren oder Ausdruckstanz (Eurhythmie) kommen vorwiegend aus der anthroposophischen Medizin. Sie helfen dem Patienten, auch unbewusste Ängste auszudrücken, sich im deutenden Gespräch mit dem Therapeuten von seelischen Nöten zu befreien und eine neue innere Harmonie zu finden.

Geeignet für alle, besonders für Patienten, denen es schwer fällt, sich verbal auszudrücken.

- **Progressive Muskelentspannung** nach Jacobson kann jeder leicht erlernen. Im Sitzen, Liegen oder Stehen werden mehrmals nacheinander Muskelpartien für 3 bis 5 Sekunden stark angespannt und dann losgelassen. Nach einer Entspannungspause von etwa 30 Sekunden kommt die nächste Muskelgruppe dran. Versuchen Sie, sich dabei in den Muskel hineinzudenken, spüren Sie ganz bewusst die Anspannung und Lockerung mit. Das löst auch innere Verkrampfungen.

Geeignet für alle, besonders für »nervöse Typen«, hilfreich bei Stress und Verspannungsschmerzen.

Wo finde ich Unterstützung?

Welche Ratschläge ein Patient beherzigen möchte, bleibt ihm selbst überlassen. Jeder hat andere Bedürfnisse und muss selbst herausfinden, was ihm gut tut.

Wer am Wohnort oder in der Nähe eine psychische Betreuung durchführt und Kurse anbietet, ist bei Ärzten, nachsorgenden Diensten in Kliniken oder Gesundheitsbehörden, bei den Wohlfahrtsverbänden (Deutsches Rotes Kreuz, Arbeiterwohlfahrt, Caritas u. a.), bei Selbsthilfegruppen oder Volkshochschulen zu erfahren (siehe Adressen ab S. 197).

Denise de Boer, eine der Frauen, die ihre Krankengeschichte in einem sehr lesenswerten Buch mit dem Titel »Die neue Lust am Leben« beschrieben haben, gibt allen Krebskranken folgende Überlegung mit auf den Weg:

»Wenn meine Seele meinen Körper krank machen kann, dann muss es mir durch einen sehr behutsamen und zärtlichen Umgang mit meiner Seele auch gelingen, die Kräfte zu mobilisieren, die mich wieder gesund machen.«

Vorsorge, Behandlung und Nachsorge

»Krebstherapie ist eine medizinische und menschliche Aufgabe. Es darf keine ausbehandelten Patienten geben.«

Prof. Albert Landsberger, Gründungspräsident der Gesellschaft für Biologische Krebsabwehr

Der Wandel in der Krebsmedizin führt auch zu neuen Überlegungen und Konzepten bei der Früherkennung, bei der Behandlung und der Nachsorge. Manches, was mit vielen Hoffnungen begonnen wurde, hat sich wenig bewährt, anderes ist hinzugekommen und muss sich noch bewähren. Insgesamt aber haben sich die Möglichkeiten, dem Patienten zu helfen, erheblich erweitert und verbessert. Wie überall in der Medizin, besonders aber in der Onkologie, lässt sich der Erfolg einer Behandlung oft erst nach Jahren abschätzen oder beurteilen. Daher gibt es nur wenige allgemein verbindliche Standardtherapien. Vieles ist in der Diskussion, manches noch experimentell. Das macht die Situation für Ärzte schwierig, aber oft noch mehr für die Betroffenen.

Häufig wird es vorkommen, dass Ärzte abweichende Meinungen vertreten und unterschiedliche Behandlungsvorschläge machen. Bei einer Krankheit, deren Ursachen noch wenig aufgeklärt sind, ist das auch kaum anders möglich. Dennoch gibt es für die meisten Behandlungen »Leitlinien«, die aus Studien und Erfahrungen resultieren und die in der wissenschaftlichen Literatur sowie von Fachverbänden oder Tumorzentren empfohlen werden.

Größere Unsicherheiten und unterschiedliche Auffassungen bestehen vor allem im Bereich der internistischen, also medikamentösen Krebsmedizin. Wann und in welchen Fällen Chemotherapien nützlich sind, wird kontrovers diskutiert. Wie und in welcher Dosierung Zytokine oder gentechnische Mittel am besten wirken, ist noch wenig abgeklärt. Auch die Behandlung mit biologischen Heilmethoden wird unterschiedlich beurteilt. So mancher Patient fühlt sich dadurch verunsichert; doch sollte er davon ausgehen, dass sich jeder Arzt bemüht, ihm nach bestem Wissen und Können zu helfen.

Bedenklich wird es, wenn Ärzte ihre wissenschaftlichen »Streitfragen« vor den Patienten austragen, wenn beispielsweise einem Kranken eine biologische Zusatzbehandlung mit dem Hinweis ausgeredet wird: »Ach, wissen Sie, das bringt Ihnen überhaupt nichts.« Auf Patientenkongressen sind oft Sätze wie dieser zu hören: »Es ist sehr traurig und deprimierend, an einen uninformierten und uninteressierten Arzt zu geraten.« Für Prof. Gerhard Nagel, den langjährigen Präsidenten der Deutschen Krebsgesellschaft, gleicht es einer »Katastrophe«, dem Patienten zu sagen: »Den Mist mit der Mistel vergessen Sie erst mal.« Wer Kranke auf solche Weise verunsichert, nimmt ihnen viel Hoffnung und damit eine wesentliche Hilfe zur Heilung.

Für unterschiedliche Meinungen über anzuwendende Therapien gibt es eine Reihe von Gründen:

- Die Chemotherapie, in den 80er Jahren favorisiert, hat – bis auf Ausnahmen – nur wenig von dem gehalten, was man sich versprach. Versucht werden immer wieder andere Kombinationen oder neue Mittel, beispielsweise die Taxole aus der Eibe, ohne dass sich schon sagen lässt, ob sie in allen Fällen besser wirken als die herkömmlichen Chemotherapeutika.

- Die biologischen Therapien waren die Hoffnung der 90er Jahre. Doch auch hier blieben Enttäuschungen nicht aus. Verbindliche Aussagen sind jedenfalls nicht immer möglich.

- Klinische Studien können meist nur Hinweise über die statistischen Erfolgsaussichten einer Behandlung geben, nicht aber darüber, wie sie im Einzelfall wirken. Häufig kommen Studien bei denselben Krebsarten auch zu widersprüchlichen Ergebnissen. Dem Therapeuten bleibt es dann überlassen, an welchen er sich ausrichtet.

- Strenge Schulmediziner neigen dazu, nur das gelten zu lassen, was in klinischen Studien doppelt und dreifach überprüft worden ist; Ärzte der Natur- und Erfahrungsheilkunde stützen sich eher auf langjährige Erfahrungen. Was dem einen als »wissenschaftlich noch nicht bewiesen« erscheint, ist für den anderen eine gesicherte Behandlungsform.

- Die Spezialisierung in der Medizin hat dazu geführt, dass viele Ärzte zwar in ihrem engen Fachbereich sehr gut Bescheid wissen, dass sie aber über andere Behandlungsmethoden oft nur lückenhaft informiert sind. Und da manche Ärzte ungern zugeben, dass sie etwas nicht wissen, aber so tun, als wüssten sie es, ist auch das ein Grund für verwirrende Auskünfte.

- Oft werden Ärzte auch vom Patienten gedrängt, etwas zu tun. So werden mitunter Therapien angewandt, von denen der Arzt wenig überzeugt ist und die er sich selbst oder Angehörigen nicht zumuten würde, wie Privatdozent Dr. Ulrich Abel in einer Befragung ermittelte (siehe auch S. 43).

- Oft hören oder lesen Patienten von Therapien, die anderen geholfen haben, und sie möchten diese nun auch bekommen. Aber Krebstherapien, besonders auch biologische Behandlungen, sind eine individuelle, auf den einzelnen Patienten abgestimmte (»fallspezifische«) Behandlung. Was andere Patienten weiterempfehlen, muss nicht immer auch für einen selbst nützlich sein.

Das sind einige der Gründe, die bei Patienten verständlicherweise Verwirrung und Verunsicherung hervorrufen. Ihnen bleibt nur, sich so gut wie möglich selbst zu informieren. Im Zweifelsfall – vor allem, wenn es um belastende Therapien geht – sollte ein zweiter Arzt zu Rate gezogen werden. Bei solchen Therapiegesprächen kann es vorteilhaft sein, eine »neutrale« Vertrauensperson hinzuzuziehen. Patienten und enge Angehörige sind emotionell oft so betroffen, dass sie das Gehörte falsch einordnen oder nur das heraushören, was sie hören wollen.

In den folgenden Kapiteln wird der gegenwärtige Stand in der Krebsmedizin dargestellt. Was vermag die Früherkennung, welches sind die üblichen Therapien, wie können Nebenwirkungen gemildert oder verhindert werden, was ist bei der Krebsnachsorge zu beachten?

Vorsorge

Trotz ständiger und vielfacher Bemühungen, vor allem durch die Deutsche Krebshilfe, hat sich an der Früherkennung, etwas irreführend als Krebsvorsorge bezeichnet, immer nur eine Minderheit der Bevölkerung beteiligt. Ein Grund dafür ist sicher, dass Hoffnungen erweckt wurden, die sich nicht erfüllen ließen. Immer deutlicher zeigte sich, dass eine Frühdiagnose nur bei wenigen Tumorarten effektiv ist. Vorsorgeprogramme werden daher kritisch überprüft. Grundsätzlich wird ihr Wert nicht bezweifelt, nach wie vor gilt: Je eher ein Tumor erkannt wird, desto größer sind die Heilungschancen. Doch die anfängliche Euphorie ist einer nüchternen Bestandsaufnahme gewichen, weil auch scheinbar früh erkannte Tumoren oft schon Mikrometastasen ausgestreut haben und daher eher als »fortgeschritten« gelten müssen. Die Früherkennung hat sicher vielen einzelnen Betroffenen zur Heilung verholfen, insgesamt aber nicht die erhofften Erfolge gebracht.

Das Vorsorgeprogramm sieht folgende Untersuchungen vor:

Bei Frauen	Genital (Gebärmuttermund)	ab 20 Jahre
	zusätzlich Brust und Haut	ab 35 Jahre
	zusätzlich Dickdarm, Rektum	ab 45 Jahre
Bei Männern	Prostata, Dickdarm, Haut	ab 45 Jahre

Sehr erfolgreich sind die Untersuchungen zur Früherkennung bei den Krebsarten, die direkt durch das Auge und den Tastsinn erkannt werden können. Das trifft zu für Erkrankungen am Gebärmuttermund (Zervix), für Hautkrebs, Enddarm- und Prostatakrebs sowie eingeschränkt für Brustkrebs. Im Einzelnen werden bei der Vorsorgeuntersuchung folgende Maßnahmen durchgeführt.

Brustkrebs

Empfohlen wird ab einem Alter von 20 Jahren die monatliche Selbstuntersuchung durch Abtasten und ab 35 Jahren die regelmäßige Untersuchung beim Arzt. Im Alter von etwa 40 Jahren sollten Frauen eine Mammographie machen lassen, um für spätere Aufnahmen Vergleichsbilder zu haben. Die Mammographie kann alle zwei Jahre wiederholt werden. Bei Frauen mit erhöhtem Risiko (familiäre Belastung) ist das besonders zu empfehlen, auch schon vor dem 40. Lebensjahr. Das Strahlenrisiko bei dieser Untersuchung ist gering.

Darmkrebs

Empfohlen wird der Hämoccult-Test, der auch geringste Blutbeimengungen im Stuhl anzeigt. Solche Blutspuren können erste Anzeichen für ein Karzinom sein, haben oft aber auch harmlose Ursachen. Die Zuverlässigkeit des Bluttests wird unterschiedlich beurteilt, weil die Rate der »falsch-positiven« oder »falsch-negativen« Befunde relativ hoch ist und deshalb im Verdachtsfall viele weitere, auch belastende Untersuchungen wie die Darmspiegelung (Koloskopie) oder Röntgenaufnahmen nötig macht. Falsch-negative Befunde täuschen eine nicht vorhandene Gesundheit vor. Die Tastuntersuchung durch den Finger erfasst nur wenige Erkrankungen am Enddarm. Dringend angeraten wird die Früherkennung bei Personen mit erhöhtem Risiko. Das betrifft vor allem jene, die zur Bildung von Darmpolypen neigen. Auch Frauen nach Brustkrebs haben ein erhöhtes Risiko.

Hautkrebs

Eine Früherkennung ist sehr gut möglich. Für das Erkennen verdächtiger Muttermale (Naevi) oder ähnlicher Fehlbildungen an der Haut gilt das ABCD-Schema:

A= Asymmetrie, eine Hälfte des Naevi passt nicht zur anderen.
B= Begrenzung, die Ränder des Naevi sind unregelmäßig.
C= Color, die Farbe ist nicht einheitlich, sie verändert sich zum Dunklen hin.
D= Durchmesser, ein Risiko sind alle Naevi mit mehr als 6 mm Durchmesser, vor allem, wenn sie sich vergrößern.

Verdächtig sind auch neu auftretende Hautmale. Im Zweifelsfall sollen Muttermale entfernt werden. Die Heilungschancen sinken, wenn ein Melanom tiefer als 0,7 mm in die Haut hineingewachsen ist.

Prostatakrebs

Die Fingeruntersuchung (Palpation) durch den Darm ist die empfohlene Methode. Dabei bleiben jedoch 40 Prozent der Frühstadien unentdeckt. Der Tumormarker PSA (Prostata-spezifisches Antigen) gibt bei der Früherkennung gute Hinweise, aber keine ausreichende Sicherheit. Als normal gelten Werte bis 4; PSA-Werte zwischen 4 und 10 liegen in einer Grauzone; sie sind verdächtig, müssen es aber nicht sein, da auch Prostata-Entzündungen oder andere Umstände eine Erhöhung bewirken können; Werte über 10 sprechen für eine Krebserkrankung. Spätestens dann sollten genaue Untersuchungen folgen.

Widersprüchlich diskutiert wird die Frage, ob für ältere Männer Routineuntersuchungen sinnvoll sind. Studien in den USA lassen am Nutzen zweifeln. Von den dabei entdeckten Karzinomen ist nur ein kleiner Teil wirklich behandlungsbedürftig. Meist sind es ruhende »Haustierkrebse«, die auch noch erfolgreich behandelt werden können, wenn sie Beschwerden verursachen. Durch eine aggressive Therapie werden sie eventuell erst gefährlich. Hinzu kommt: Männer, bei denen man etwas entdeckt, werden durch die Behandlung unnötig belastet oder – bei Verzicht auf eine Therapie – durch das Wissen um die Erkrankung geängstigt. Als Faustregel gilt: Bei Männern mit einer natürlichen Lebenserwartung von mehr als 10 Jahren sind Untersuchungen und Therapien sinnvoll. Liegt die Lebenserwartung niedriger, kann man auf belastende Eingriffe verzichten und beobachten (wait and see).

Andere Tumorarten

Für die meisten Krebsarten gibt es keine Methoden zur Früherkennung, die routinemäßig angewendet werden könnten. Entweder sind leicht durchführbare Untersuchungen zu unsicher, oder die Untersuchungen sind zu belastend. In Einzelfällen, bei begründetem Verdacht auf eine Erkrankung oder bei Risikopersonen, sind Frühdiagnosen durchaus möglich, besonders auch bei Tumoren, die frühzeitig Beschwerden verursachen können.

Mund- oder Rachenkrebs macht sich oft früh durch Beschwerden bemerkbar. Anhaltende Heiserkeit oder Schluckbeschwerden können auf Kehlkopfkrebs hindeuten. Die Spiegelung beim HNO-Arzt kann schnelle Aufklärung verschaffen. Auch Präkanzerosen verraten sich häufig durch meist weiße Flecken auf den Schleimhäuten von Mund und Rachen und können rechtzeitig beseitigt werden.

Bei Verdacht auf *Magenkrebs* kann eine Spiegelung sehr sichere Befunde erbringen. Die Untersuchung ist relativ einfach und belastet den Patienten kaum.

Einfach und wenig belastend ist auch eine Blasenspiegelung bei Verdacht auf *Blasenkrebs*. Die Befunde machen sehr sichere Aussagen möglich.

Bei Verdacht auf *Lungenkrebs* bietet die Röntgenuntersuchung leider keine sicheren Ergebnisse. Kleine Tumoren können übersehen werden. Zur Früherkennung erprobt wird die Sputum-Diagnose, bei der der schleimige Auswurf auf verdächtige Zellen untersucht wird.

Häufige Untersuchungsmethoden

Zur Abklärung verdächtiger Befunde bei der Früherkennung oder bei Beschwerden stehen dem Arzt viele Methoden zur Verfügung. Es ist fast immer möglich, einen Tumor zu lokalisieren, seine Größe und in etwa auch sein Wachstumsverhalten zu bestimmen. Einige wichtige Diagnoseverfahren seien kurz erklärt:

Biopsie

Eine Entnahme von verdächtigem Gewebe durch Kanüle, Zange oder Skalpell zur mikroskopischen Untersuchung. Die Biopsie gibt in vielen Fällen erst die letzte Gewissheit darüber, ob eine bösartige Geschwulst vorliegt oder nicht. Die Möglichkeit, dass bei der Gewebeentnahme Tumorzellen gestreut werden, ist gering. Der Nutzen ist in jedem Fall größer als das Risiko.

Computertomographie

Genauere Aussagen als eine einfache Röntgenuntersuchung wie bei der Mammographie ermöglicht die Computertomographie (CT). Das verdächtige Organ oder der Körperbereich wird sozusagen scheibchenweise geröntgt. Ein Computer steuert die Aufnahmen und setzt die einzelnen Schichten zu einem dreidimensionalen Bild zusammen. Dadurch werden auch kleine Tumoren oder Metastasen erkennbar, ebenso ihre genaue Lage und Abgrenzung.

Endoskopie

Mit biegsamen Sonden aus Glasfasern wird das Innere von Organen untersucht. Über eine Fiberoptik eingeleitetes Licht macht einen direkten Einblick in Hohlorgane wie den Magen, den Darm, die Blase oder die Bronchien möglich. Gewebeproben oder das Entfernen von Polypen können gleichzeitig vorgenommen werden.

Immunstatus

Immuntherapien sollten möglichst auf ihre Notwendigkeit und Wirksamkeit kontrolliert werden. Das ist durch Erstellen eines »Immunstatus« möglich. Die einfachste Methode ist der so genannte Mérieux-Test (Immunoglost®). Mit einer Art Stempel werden bestimmte Antigene in die Haut gedrückt. Aus dem Umfang der Rötungen um die Einstichstelle lässt sich die Reaktion des Immunsystems abschätzen. Detaillierte Ergebnisse liefert eine Blutanalyse, bei der die wichtigsten Abwehrzellen gezählt und ihr Verhältnis zueinander bestimmt werden. Auch ihre Aktivität lässt sich messen.

Kernspintomographie

Im Gegensatz zur Röntgenuntersuchung wird mit Magnetfeldern »durchleuchtet«, die eine gute Darstellung der Gewebe ermöglichen. Sie wird häufig zur Untersuchung des Gehirns oder des Rückenmarks oder zur genaueren Lokalisation eines Tumors oder von Metastasen eingesetzt. Nebenwirkungen treten nicht auf.

Mammographie

Mit modernen Geräten ist die Strahlenbelastung bei dieser Röntgenuntersuchung der Brust äußerst gering, so dass regelmäßige Mammographien verantwortet werden können. Auch bei anderen Krebserkrankungen können Röntgenaufnahmen zur Diagnose beitragen.

Sonographie

Untersucht wird mit Schallwellen. Die eingestrahlten Wellen werden von den Geweben unterschiedlich zurückgeworfen und durch einen Computer in Bilder übersetzt. Sogar die Bewegung von Organen, zum Beispiel von Herz oder Darm, kann beobachtet werden. Bei Krebs dient die Sonographie meist zur Abklärung anderer Befunde. Ob sie die Mammographie ersetzen kann, wird noch diskutiert. Da keine Nebenwirkungen auftreten, kann die Untersuchung öfter wiederholt werden.

Szintigraphie

Es werden radioaktiv markierte Stoffe in den Körper eingeleitet, die sich vor allem im Tumorgewebe ablagern. Durch Messen der Strahlungsdichte lassen sich Geschwülste erkennen. Das Verfahren wird vor allem zur Feststellung von Knochenmetastasen benutzt. Die Strahlenbelastung ist äußerst gering.

Tumormarker

Fast alle Tumoren sondern bestimmte Stoffe ab, die sich biochemisch oder mengenmäßig von den Absonderungen normaler Zellen unterscheiden. Dadurch lassen sie sich im Blut oder im Serum messen. Die meisten Marker sind noch ziemlich ungenau. Zur Frühdiagnose sind sie kaum geeignet. Genutzt werden sie zur Therapiekontrolle. Bei einer wirksamen Therapie müsste der Markerwert absinken, bei einem Rückfall ansteigen. Einzelwerte haben nur eine geringe Aussagekraft. Erst eine Verlaufskontrolle mit wiederholten Messungen kann einigermaßen sichere Hinweise geben.

Auf die Behandlung vorbereiten

Mit den auf die Zerstörung des Tumors gerichteten Therapien können leider nicht immer alle Tumorzellen beseitigt werden. Zur Verhütung von Rückfällen raten biologisch orientierte Ärzte zu einer vorbeugenden Immuntherapie. Damit soll schon begonnen werden, wenn die Verdachtsdiagnose »Krebs« gestellt wird. Die Zeit dafür ist fast immer vorhanden. Bis auf wenige Ausnahmefälle, beispielsweise bei drohendem Darmverschluss, gibt es wenig Anlass, sich umgehend operieren zu lassen. Eine Geschwulst, die schon fünf, zehn oder mehrere Jahre gewachsen ist, kann in weiteren drei oder fünf Wochen kaum zusätzlichen Schaden anrichten. Auch der verständliche Wunsch »Ich möchte die Zeitbombe in meinem Körper so schnell wie möglich loswerden« sollte nicht zu übereilter Aktivität führen.

Diese Wochen vor der Operation sollten genutzt werden, sich körperlich und seelisch auf die Behandlung vorzubereiten. Dazu müsste auch eine vorbeugende Abwehrstärkung mit Mistel oder einem Organpräparat sowie das Auffüllen der Vitaminreserven gehören, um gestärkt in die Behandlung zu gehen. Ebenso wichtig ist es, sich über die Erkrankung und alle Möglichkeiten der Therapie zu informieren. Ideal wäre es, mit den Ärzten der Klinik und dem Hausarzt schon jetzt einen Behandlungsplan zu entwickeln, der nicht nur den Zeitraum der Erstbehandlung umfasst, sondern auch die Zeit danach.

Bedenken Sie: Mit den Klinikärzten kommen Sie für einige Wochen in Kontakt. Für sie ist der »Fall« meist mit dem Abschluss Ihrer Behandlung erledigt. Sie brauchen aber einen Therapeuten, der sich auch danach um Sie kümmert und Sie auf Ihrem Weg begleitet. Das kann der Hausarzt sein, aber auch der Internist, der Gynäkologe oder ein Urologe. Bemühen Sie sich also, einen »Begleit-Arzt« zu finden, mit dem Sie ein »Therapie-Bündnis« schließen können und der Sie medizinisch und menschlich betreut. In dem Rundbrief Nr. 28/1996 der Frauenselbsthilfe nach Krebs wird das so formuliert: »Wichtig ist, dass wir einen Arzt finden, der unser Partner wird, dem wir vertrauen können und der sich die Zeit zu einem guten Gespräch mit uns nimmt. Er ist auf unsere Mithilfe angewiesen, aber auch auf unser Verständnis.«

Die Behandlung verschiedener Tumorerkrankungen

In der folgenden Zusammenstellung sind häufige und einige problematische Krebserkrankungen in alphabetischer Reihenfolge aufgeführt. Beschrieben werden Therapien, wie sie von namhaften Vertretern der konventionellen Schulmedizin und der unkonventionellen Erfahrungsheilkunde empfohlen und wie sie auch angewendet werden. Dabei handelt es sich meist um generelle Leitlinien, von denen im Einzelfall abgewichen werden kann oder muss. Aufgeführt sind auch Therapien, die noch nicht die einhellige Zustimmung der Schulmedizin gefunden haben, über die aber so viele Kenntnisse und Erfahrungen vorliegen, dass ihre Anwendung verantwortet werden kann. Ehe die streng wissenschaftlich orientierte Medizin ein neues Verfahren akzeptiert, kann es mitunter Jahre dauern. Solche Bedenken sind angebracht, wenn es um Behandlungen geht, die dem Patienten auch erheblich schaden können. Bei den biologischen Therapien ist dies jedoch kaum zu befürchten. Ehe sich Betroffene später vorwerfen, etwas möglicherweise Hilfreiches unterlassen zu haben, sollten sie sich dazu entschließen, auch wenn ihnen gesagt wird, die Wirksamkeit sei wissenschaftlich noch nicht ausreichend bewiesen. Im Kapitel »Welches sind geprüfte und empfohlene Therapien?« (siehe S. 90) werden Behandlungsmöglichkeiten genannt, die zusätzlich angewendet werden können – und auch sollten.

Bauchspeicheldrüse

Krebserkrankungen der Bauchspeicheldrüse, des Pankreas, bereiten Ärzten und Betroffenen noch große Probleme. Die Erkrankung wird meist in einem weit fortgeschrittenen Stadium entdeckt, und oft hat der Tumor schon anliegende Organe befallen und Metastasen abgesiedelt.

Erkrankungshäufigkeit: Mit jährlich 5 bis 6 Erkrankungen pro 100 000 Personen ist diese Tumorart relativ selten.

Warnzeichen: Bis zum Spätstadium gibt es meist keine. Anzeichen können uncharakteristische Missempfindungen im Bereich von Magen und Oberbauch sein. Deutliche Hinweise geben Gelbsucht, Gewichtsverlust oder unerklärliche Rückenschmerzen. Eine Früherkennung ist nicht möglich.

Risikofaktoren: Hoher Fettkonsum, extremer Kaffeekonsum, Rauchen, Arbeit in der Erdölindustrie. Vermutete Zusammenhänge mit Gallensteinen oder Diabetes wurden nicht bestätigt.

Behandlung: Eine Operation bringt, sofern sie möglich ist, die besten Ergebnisse. Palliativ, also zur Minderung von Beschwerden, wird Chemo- oder Strahlentherapie eingesetzt. Den Krankheitsverlauf beeinflussen sie jedoch kaum.

Immuntherapie: Eine Verbesserung der konventionellen Behandlungsergebnisse kann durch eine Komplextherapie erreicht werden. Sie besteht aus der Anwendung hoch dosierter Enzyme, bestimmter Hormone und einer Hyperthermie. Zusätzlich wird eine Immuntherapie durchgeführt. Erste Ergebnisse einer Studie in der BioMed-Klinik in Bad Bergzabern zeigen, dass Beschwerden, vor allem Schmerzen, schnell gemildert oder gar beseitigt werden können. Lebensqualität und Lebenserwartung lassen sich verbessern.

Blase

Zellentartungen bilden sich zunächst einzeln oder in Nestern auf der inneren Schleimhaut der Blase. Das spricht dafür, dass Schadstoffe im Urin die Hauptursache für die Entstehung sind. Solange diese Tumornester nur oberflächlich wachsen, können sie ohne große Operation beseitigt werden. Da winzige Krebsnester oder Vorstadien leicht übersehen werden, kommt es in den ersten Jahren häufig zu erneuter Tumorbildung. Um das zu verhindern oder zu verzögern, wird die Blase noch längere Zeit regelmäßig mit Zytostatika oder Immunmodulatoren durchgespült. Ist die Blasenwand schon vom Tumor durchbrochen (invasives Karzinom), muss radikal operiert werden.

Erkrankungshäufigkeit: Von 100 000 Personen erkranken pro Jahr etwa 20, meist im 60. bis 70. Lebensjahr. Männer sind häufiger betroffen als Frauen.

Warnzeichen: Frühsymptome ähneln einer banalen Blasenreizung. Häufiger Harndrang, Schmerzen nach dem Wasserlassen oder Blut im Urin sollten Anlass zu einer urologischen Untersuchung sein. Eine Früherkennung durch eine Blasenspiegelung ist möglich, wenn Beschwerden und Warnzeichen rechtzeitig beachtet werden.

Risikofaktoren: Gefördert wird die Erkrankung durch Rauchen und extremen Kaffeekonsum. Gefährdet sind Arbeiter aus der Farbstoff-, Gummi- oder Lederindustrie; auch Stadtbewohner erkranken häufiger.

Behandlung: Sind die Wucherungen oberflächlich, können sie per Elektroresektion verschmort und abgetragen werden. Möglich sind auch die photodynamische oder die Lasertherapie sowie die elektrochemische Therapie. Nach diesem Eingriff erfolgt eine Rezidivprophylaxe durch Blasenspülungen, denn sonst erleiden 2 von 3 Patienten in den ersten 5 Jahren einen Rückfall. Zur Spülung eignen sich Zytostatika oder der Tuberkuloseimpfstoff BCG. Beide Verfahren sind nicht frei von Nebenwirkungen. Innerhalb von Studien verwenden einige Kliniken und Ärzte einen Extrakt aus der kalifornischen Napfschnecke (Immucothel®). Dieses Mittel scheint ebenso wirksam zu sein, ist jedoch verträglicher.

Solange der Tumor die Blasenwand noch nicht durchbrochen hat, kann eine besondere Form der Hyperthermie hilfreich sein. Die Blase wird mit einer etwa 45 ° bis 48 °C warmen Kochsalzlösung durchspült, der Zytostatika beigemischt werden. Dadurch kann in geeigneten Fällen eine Resektion der Blase vermieden werden (siehe S. 50).

Bei fortgeschrittenen Krankheitsstadien kann die Blase teilweise entfernt oder ganz durch ein Darmstück ersetzt werden. Eine Chemo- oder Strahlentherapie bietet palliative Möglichkeiten.

Immuntherapie: Die Wirksamkeit der Blasenspülung wird durch Vitamine verstärkt, vor allem durch Radikalfänger. Amerikanische Ärzte erreichten eine Halbierung der Rückfälle durch eine Hochdosistherapie mit täglich 40 000 IE Vitamin A, 2 Gramm Vitamin C, 400 mg Vitamin E, 100 mg Vitamin B_6 sowie 50 mg Zink. Eine allgemeine Immuntherapie bietet zusätzlichen Schutz.

Lebensweise: Vermeidung von Schad- und Reizstoffen, die mit dem Urin in die Blase gelangen können. Viel trinken!

Brust

Mammakarzinome sind – mit leicht steigender Tendenz – die häufigsten Tumorerkrankungen bei Frauen. Zunehmend erkranken jüngere Frauen. Es gibt sehr aggressive Tumorformen und andere, die eher langsam und chronisch verlaufen, besonders bei älteren Frauen. Es ist schwierig, diese vor der Behandlung zweifelsfrei zu unterscheiden.

Krankheitshäufigkeit: Von 100 000 Frauen erkranken in Mitteleuropa etwa 90 pro Jahr, meist im Alter zwischen 50 und 70 Jahren. Ein Drittel der Patientinnen ist jünger als 50 Jahre.

Risikofaktoren: Frauen, die keine Kinder haben oder das erste Kind erst spät bekommen, erkranken häufiger als andere. Auch eine frühe Pubertät und späte Wechseljahre erhöhen das Risiko. Fettreiche Ernährung und Übergewicht fördern die Erkrankung. Bei familiärer Veranlagung tritt die Krankheit oft schon in jüngerem Lebensalter auf. Eine Häufung von Erkrankungen in der direkten Verwandtschaft sollte Anlass sein, mit Vorsorgeuntersuchungen früh zu beginnen und sie regelmäßig wahrzunehmen. Ob die Einnahme der Anti-Baby-Pille oder eine Hormonsubstitution bei Wechseljahrbeschwerden das Risiko erhöht, wird unterschiedlich beurteilt.

Warnzeichen: Anzeichen für eine mögliche Erkrankung sind tastbare Knoten, Grübchen, Verformungen, Schwellungen oder Verdickungen an der Brust, ebenso Einziehungen oder Absonderungen der Brustwarzen. In der Brust können Druck- oder Spannungsgefühle auftreten.

Eine Früherkennung ist möglich. Die meisten Knoten werden von Frauen bei der Selbstuntersuchung entdeckt. Etwa 70 Prozent dieser Befunde stellen sich als gutartige Gewebeveränderungen heraus.

Behandlung: Die Operation ist die sicherste Heilmethode. Bei 70 Prozent der Patientinnen kann eine kleine, also Brust erhaltende Operation durchgeführt werden. Während der Operation werden Gewebeschnitte aus dem Knoten histologisch untersucht. Die Befunde können die Diagnose »Krebs« endgültig absichern, und sie geben Hinweise für das weitere Vorgehen.

Während der Operation werden auch die Lymphknoten untersucht. In den brustnahen Lymphknoten siedeln sich abgetrennte Krebszellen meist zuerst an. Vorsorglich werden bis zu 10 Knoten entnommen. Sind

Lymphknoten befallen, besteht ein hohes Rückfall-Risiko, und weitere Therapien schließen sich an. Neue Untersuchungen zeigen, dass es oft genügt, nur den so genannten »Wächterlymphknoten« zu untersuchen oder zu entfernen. Ist dieser frei von Tumorzellen, sind es die anderen auch. Das kann vielen Frauen ein Lymphödem im Arm ersparen.

Die *totale Brustoperation* muss durchgeführt werden, wenn der Tumor in der Brust mehr als etwa 4 cm groß ist, wenn er schwer zugänglich liegt, wenn der Tumor multizentrisch (d. h. von verschiedenen Gebieten ausgehend) wächst oder wenn er stark inflammatorisch (entzündlich) oder infiltrierend (ausfasernd) wächst.

Um solche Tumoren auch Brust erhaltend operieren zu können, wird zunehmend eine präoperative Chemotherapie durchgeführt. Das geschieht oft schon ab einer Tumorgröße von etwa 2 cm. Durch diese Chemotherapie vor der Operation gelingt es meist, den Tumor erheblich zu verkleinern, manchmal sogar ganz zum Verschwinden zu bringen (Vollremission). Eine Operation bleibt dennoch nötig. Erste Befunde deuten darauf hin, dass durch die präoperative Chemotherapie auch die spätere Rückfallhäufigkeit vermindert werden kann.

Nach der Operation wird das entnommene Tumorgewebe histologisch untersucht, um zu prüfen, ob und welche Behandlungen je nach gefundenem Risiko noch nötig sind.

Weitere Behandlung nach Risiko und Alter: Das Risiko wird nach dem Befund beurteilt. Dabei richtet man sich nach der Tumorgröße (unter 1 cm: niedrig, über 3 cm: hoch), der Zahl der befallenen Lymphknoten, dem Differenzierungsgrad (Grading 1 = gut bis 4 = schlecht) und anderen feingeweblichen Eigenarten der Tumorzellen. Wichtig ist die Bestimmung der *Hormonrezeptoren*. Sind viele vorhanden (positiv), kann eine Hormontherapie wirksam sein.

Für die nachoperative Behandlung sind von Onkologen und Gynäkologen neue Richtlinien erarbeitet worden. Sie können im Einzelfall abgewandelt werden.

Sind keine Lymphknoten befallen, wird empfohlen:

Niedriges Risiko: Keine weitere Therapie, bei positivem Rezeptorstatus eventuell Hormontherapie.

Mittleres Risiko: Bei positiven Hormonrezeptoren Hormontherapie. Bei negativen Rezeptoren eventuell Chemotherapie.

Hohes Risiko: Adjuvante Chemotherapie, bei positivem Hormonrezeptor zusätzlich Hormontherapie, bei Frauen nach den Wechseljahren eventuell nur Hormontherapie.

Lymphknoten befallen: Es besteht ein hohes Risiko. Bei Frauen vor dem Ende der Wechseljahre wird immer eine Chemotherapie empfohlen, evtl. verbunden mit einer Hormontherapie. Bei Patientinnen nach den Wechseljahren mit positiven Hormonrezeptoren soll zunächst eine Hormontherapie versucht werden, eine Chemotherapie nur, wenn erstere fehlschlägt.

Liegen schon bei der Diagnose Fernmetastasen vor oder treten sie später auf, wird fast immer zu einer Chemotherapie geraten. Die Hochdosis-Chemotherapie hat nicht die erhofften Erfolge gebracht.

Lebermetastasen: Treten sie vereinzelt auf, können sie manchmal operiert werden. Einzelne Metastasen in der Leber können durch Hitze verschmort werden (siehe Hyperthermie). Sind größere Teile der Leber befallen, wird zu einer Chemotherapie geraten.

Knochenmetastasen können durch eine lokale Bestrahlung gebremst werden. Hilfreich wirken auch Bisphosphonate (»Ostac« u. a.), die den Knochenaufbau fördern und Beschwerden lindern.

Neue Therapien und Mittel: Um die Erfolge zu verbessern, werden ständig neue Mittel und Therapiekonzepte geprüft. Bereits anwendbar sind folgende Mittel und Methoden:

Bei einer Kombination von Hyperthermie (Überwärmung) mit der Chemotherapie lassen sich die Behandlungserfolge bei Metastasen (Leber) häufig verbessern.

Durch eine Kombination der Chemotherapie mit dem Antikörper »Herceptin« lassen sich die Ergebnisse der Behandlung von Metastasen verbessern. Der Antikörper blockiert einen Eiweißstoff, der das Tumorwachstum fördert. Allerdings sprechen nur etwa 30 Prozent der Patientinnen auf die Antikörper-Therapie an. Das kann vorher festgestellt werden.

Hinweise gibt es dafür, dass Bisphosphonate gegen Knochenmetastasen auch die Bildung anderer Organmetastasen verhüten können, wenn sie nicht erst beim Auftreten von Knochenmetastasen gegeben werden, sondern vorbeugend im Anschluss an die Akuttherapie (Uni-Frauenklinik Heidelberg).

Immuntherapie: Da die klinischen Therapien neben anderen Nebenwirkungen vor allem das Immunsystem erheblich schwächen und dadurch die Bildung von Metastasen fördern können, soll eine begleitende Immuntherapie mit Mistel, Vitaminen und Selen früh begonnen werden, möglichst schon vor der Operation. Während einer Chemotherapie soll sie weitergeführt werden, vor allem auch, um die Nebenwirkungen zu mindern. Zur Rückfallverhütung und zur Verbesserung der Lebensqualität soll die Immuntherapie mehrere Jahre lang durchgeführt werden.

Lebensweise: Das Rückfall-Risiko wird durch fettarme Ernährung, viel körperliche Bewegung und psychische Stabilität gemindert. Nahrungsmittel, die viele Phytohormone enthalten, wie Sojaprodukte, Kohl oder Getreide, mindern den wachstumsfördernden Einfluss der Östrogene und unterstützen eine Antihormon-Therapie.

Darm

Darmkrebs ist bei Männern und Frauen die jeweils zweithäufigste Erkrankung. Zwei Drittel der Geschwulstbildungen treten im Dickdarm (Colon) auf, ein Drittel im Mastdarm (Rektum). Krebs am Dünndarm ist selten. Die Behandlung ist im Prinzip gleich.

Krankheitshäufigkeit: Von 100 000 Personen erkranken jährlich 25 Männer und etwas häufiger Frauen, meist zwischen dem 50. und 70. Lebensjahr.

Risikofaktoren: Ernährungsfehler und Veranlagung gelten als wesentliche Auslöser. Zu viel Fett und Fleisch, zu wenig Ballaststoffe in der Nahrung und häufige Verstopfung fördern die Entstehung, ebenso entzündliche Darmerkrankungen (Colitis ulcerosa und Morbus Crohn). Darmpolypen, wie sie bei familiärer Veranlagung schon in jungen Jahren auftreten, gelten als Vorstufe zum Krebs. Auch Frauen mit erhöhtem Brustkrebsrisiko sind gefährdet. Bei ihnen kann Darmkrebs noch Jahre nach einer Brusterkrankung auftreten.

Warnzeichen: Verändertes Stuhlverhalten wie Wechsel zwischen Durchfall und Verstopfung, Blut oder Schleim am Stuhl, Darmblutungen. Eine Früherkennung ist möglich.

Behandlung: Bei 7 von 10 Patienten bringt eine Operation große Aussicht auf Heilung. Ein künstlicher Darmausgang lässt sich fast immer vermeiden. Nur beim Rektum-Karzinom müssen 15 Prozent der Patienten damit rechnen, weil bei ihnen die Geschwulst zu nahe am Darmausgang liegt. Größere Geschwülste am Enddarm können durch eine Chemo- und/oder Strahlentherapie verkleinert und operabel gemacht werden; gut geeignet ist auch die Hyperthermie.

Der weitere Verlauf der Erkrankung hängt weitgehend davon ab, wie tief der Tumor in die Darmwand eingedrungen ist und ob schon Lymphknoten befallen sind. Der zunehmende Grad der Tumorausdehnung und Durchdringung der Darmwand wird in die Stadien T1, T2, T3 und T4 eingeteilt. Im Stadium T1 ist das selten der Fall, die Heilungsrate liegt bei 90 Prozent. Im Stadium T2 sind schon häufiger Lymphknoten befallen. Gelingt es dem Chirurgen, sie alle zu entfernen, bleibt die Prognose auch dann gut. Bei Operationen im Bauchraum ist es für den Chirurgen jedoch schwierig, alle möglicherweise befallenen Lymphknoten zu erkennen und zu beseitigen. Um Rückfällen vorzubeugen, wird in den Stadien T2 und vor allem T3 eine adjuvante Chemotherapie angeschlossen. Die Zytostatika werden mit den Immunmodulatoren Levamisol oder Folinsäure kombiniert. Die Häufigkeit von örtlichen Rückfällen kann um etwa 30 Prozent gesenkt werden.

Ein Problem bei Darmkrebs ist die Absiedlung von Metastasen in die Leber. Häufiger als bei anderen Krebsoperationen scheint es während des Eingriffs zur Ausstreuung von Tumorzellen zu kommen. Auch scheinen Leberzellen eine gewisse Anziehungskraft auf Tumorzellen auszuüben, die mit dem Blut vorbeischwimmen. Die adjuvante Chemotherapie hat darauf wenig Einfluss. Durch neue Therapieansätze wie die Lektinblockade (siehe S. 62 f.) lässt sich dieses Risiko erheblich vermindern.

Zur Behandlung von Lebermetastasen gibt es inzwischen mehrere Möglichkeiten. Treten Lebermetastasen verstreut in der Leber auf, bleiben die systemische Chemotherapie oder die regionale Chemotherapie (siehe S. 45) die klassischen Therapien. Durch eine Kombination mit Hyperthermie lassen sich die Behandlungsergebnisse verbessern. Bei einzelnen Metastasen können – sofern sie inoperabel sind – die neuen Verfahren der Verschmorung erfolgreich angewandt werden (siehe Hyperthermie).

Immuntherapie: Schon vor der Operation soll mit einer Immuntherapie begonnen werden, um Metastasen zu verhüten. Zu erwägen ist eine Tumorimpfung. Während einer Chemo- oder Strahlentherapie ist eine verstärkte Immuntherapie zur Verminderung von Nebenwirkungen (siehe S. 176 ff.) und zum Schutz der Schleimhäute besonders wichtig.

Lebensweise: Darmkrebs zählt zu den Tumoren, die durch falsche Ernährung begünstigt werden. Eine vollwertige Ernährung mit viel Ballaststoffen und Radikalfängern, aber wenig Fett ist empfehlenswert.

Eierstöcke

Krebs an den Eierstöcken (Ovarien) ist die fünfhäufigste Tumorerkrankung bei Frauen. Da selten Frühsymptome auftreten, wird die Erkrankung oft erst spät festgestellt und die Behandlung erschwert.

Erkrankungshäufigkeit: Von 100 000 Frauen erkranken jährlich 30, meist im Alter von 55 bis 70 Jahren.

Risikofaktoren: Alter, Kinderlosigkeit, vorausgegangener Brustkrebs, hoher Fett- und Fleischverzehr, Übergewicht erhöhen das Risiko. Die Einnahme der Anti-Baby-Pille vor den Wechseljahren oder eine Hormonbehandlung während der Wechseljahre vermindert das Risiko.

Warnzeichen: Die Erkrankung verläuft lange stumm. Hinweise können eine Zunahme des Bauchumfangs durch Wasseransammlungen sein, seltener unbestimmte Beschwerden wie Blähungen, die keine andere Erklärung finden. Eine Früherkennung ist kaum möglich.

Behandlung: Eine radikale Operation ist die wirkungsvollste Behandlung. Beide Eierstöcke werden entfernt, nur in Ausnahmefällen kann der nicht befallene Eierstock erhalten bleiben. Entfernt werden oft auch Eileiter und Gebärmutter. Kann der Chirurg nicht das ganze Tumorgewebe beseitigen, wird eine Bestrahlung oder Chemotherapie angeschlossen.

Ovarialtumore gehören zu den Krebsarten, bei denen mit einer Chemotherapie ein längerer Wachstumsstopp erreicht werden kann. Sie schließt sich häufig an eine Operation an. Manchmal macht die dadurch erreichte Verkleinerung des Tumors eine erneute Operation möglich. Bei örtlichen Rezidiven oder Metastasenbildung im Becken kann eine ergänzende Hyperthermie die Wirksamkeit der Chemotherapie deutlich verbessern.

Immuntherapie: Eine Behandlung zur Abwehrstärkung fördert allgemein die Heilungskräfte und verbessert das Befinden. Besondere Anwendungen sind nicht bekannt. Ergänzend zu einer Chemo- oder Strahlentherapie schützt sie vor Nebenwirkungen (siehe S. 176 ff.).

Lebensweise: Um die Risikofaktoren auszuschalten, soll fettarm und ballaststoffreich gegessen werden. Ratsam ist es, Übergewicht abzubauen.

Gebärmutter

Bei Krebserkrankungen der Gebärmutter wird zwischen dem Zervixkarzinom am Gebärmutterhals und dem Uteruskarzinom am Gebärmutterkörper (Korpus) unterschieden.

Das Zervixkarzinom ist eine häufige Erkrankung bei Frauen. Es tritt oft in jüngeren Jahren auf. Da es meist früh erkannt wird (direkte Betrachtung, Pap-Abstrich), kann chirurgisch oder mit Laser sehr erfolgreich behandelt werden. Nur bei den seltenen Spätformen ist eine radikalere Operation nötig.

Das Uterus- oder Korpuskarzinom verläuft lange ohne Beschwerden und wird oft erst spät diagnostiziert. Die folgenden Angaben beziehen sich auf das Korpuskarzinom, das 10 Prozent aller weiblichen Malignome ausmacht.

Krankheitshäufigkeit: Jährlich erkranken etwa 20 von 100000 Frauen, meist nach den Wechseljahren.

Risikofaktoren: Hoher Fettverzehr, Übergewicht, Zuckerkrankheit, Kinderlosigkeit, Unfruchtbarkeit; häufiger auch nach Erkrankungen an Brust- oder Darmkrebs. Die Einnahme der Anti-Baby-Pille vor oder eine Hormonbehandlung in den Wechseljahren vermindert das Risiko.

Warnzeichen: Meist treten erst in fortgeschrittenen Stadien Beschwerden wie Blutungen oder Veränderungen des Zervixschleims auf. Noch später können Schmerzen oder eine tastbare Geschwulst Hinweise liefern. Eine Früherkennung ist nur beschränkt möglich.

Behandlung: Bei der Operation wird die Gebärmutter entfernt (Hysterektomie). Verbleibende Tumorreste können durch örtliche Bestrahlung mit Radiumeinlagen behandelt werden. Falls der Tumor darauf anspricht, kann eine Hormonbehandlung mit Gestagen und/oder mit Tamoxifen nützlich sein. Eine Chemotherapie wirkt nur lindernd (palliativ). Zur Behandlung von Tumorresten oder Rezidiven im Becken kann eine Hyperthermie hilfreich sein.

Immuntherapie: Eine Immuntherapie zur Abwehrstärkung kann nur in allgemeiner Form durchgeführt werden. Sie verbessert die Lebensqualität der Patientin.

Lebensweise: Übergewicht abbauen, fettarm essen.

Gehirn

Gehirntumoren verlaufen je nach Typ unterschiedlich bösartig. Auch gutartige Geschwülste sind bedrohlich, weil der knöcherne Schädel ihre Ausdehnung behindert und Hirnzellen gequetscht werden. Zu den bösartigen Tumoren gehören die Gliome und die Astrozytome. Bei über 20 Prozent der Krebserkrankungen im Gehirn handelt es sich um Fernmetastasen anderer Tumoren.

Krankheitshäufigkeit: Primäre Gehirntumoren sind selten. Sie treten vorwiegend im Alter zwischen 5 und 9 sowie zwischen 50 und 60 Jahren auf.

Warnzeichen: Kopfschmerzen, Übelkeit, Erbrechen, manchmal Krampfanfälle sowie Sehstörungen bei Bewegung, Sprache, Sehen oder Hören. Eine Früherkennung ist nicht möglich.

Behandlung: Die Therapie variiert je nach Typ des Tumors und seiner Lage im Gehirn. Wenn möglich, wird operiert. Bei vielen Geschwülsten kann eine Bestrahlung Vorteile bringen. In einigen Kliniken (Düsseldorf) wird auch mit Laser operiert. Möglich ist in geeigneten Fällen eine Chemotherapie, da einige Zytostatika die Blut-Hirn-Schranke überwinden. Um die Bildung von Ödemen zu verhindern, wird oft hoch dosiert mit Kortison behandelt. Das führt zu einer Unterdrückung von Abwehrzellen, also zu einer Immunsuppression.

Immuntherapie: Um die immunsuppressive Wirkung von Kortison und Chemotherapie zu vermindern, werden in einigen Kliniken (Köln, Düsseldorf) versuchsweise Mistelpräparate in die Behandlung miteinbezogen. Diese Immunmodulation wird schon vor der Operation begonnen und mindestens 3 Monate lang weitergeführt. Sie verbessert die Lebensqualität und bremst bei optimalem Ansprechen das Tumorwachstum.

Zur Abschwellung der Ödeme haben sich Präparate aus Weihrauch als sehr wirksam erwiesen. Sie müssen in hoher Dosierung genommen werden. Ob sie auch das Tumorwachstum oder deren Neubildung bremsen oder verhindern, ist noch nicht bestätigt. Zusätzlich zu Mistel und Weihrauch werden Radikalfänger gegeben. Ob sich eine ergänzende Behandlung mit hoch dosiertem Vitamin A günstig auswirkt, wird noch diskutiert.

Haut

Hautkrebserkrankungen nehmen von Jahr zu Jahr zu. Oft sind es relativ harmlose Tumoren wie Basaliome, die selten metastasieren und sich gut entfernen lassen (chirurgisch oder durch Vereisung) und auch entfernt werden sollten. Dagegen gehören Spinaliome, besonders aber die Melanome, der schwarze Hautkrebs, zu den bedrohlichen Erkrankungen. Das Melanom wächst schnell und metastasiert früh. Bei rechtzeitiger Erkennung und Behandlung ist es in den meisten Fällen heilbar.

Krankheitshäufigkeit: In unseren Breiten erkranken jährlich etwa 12 Personen von 100 000 an einem Melanom. Die Häufigkeit nimmt stark zu, das Erkrankungsalter wird niedriger.

Risikofaktoren: Übermäßige Sonnenbestrahlung mit wiederholten Sonnenbränden (»die Haut vergisst nichts«); besonders gefährdet sind blasse und blond/rothaarige Personen. Größere Muttermale oder andere Fehlbildungen der Haut (Naevi) neigen zur Entartung.

Warnzeichen: Hinweise auf eine mögliche Erkrankung liegen vor, wenn sich vorhandene Hautmale in Größe und Farbe verändern oder wenn neue auftreten. Gefahr besteht auch, wenn Male zu nässen, zu bluten oder zu jucken beginnen. Eine Früherkennung ist gut möglich.

Behandlung: Die verdächtige Hautstelle wird bis in die gesunde Haut hinein abgetragen. Bei Frühformen bedeutet das meist auch Heilung. Ausschlaggebend für den Erfolg ist die Eindringtiefe des Tumors in die Haut.

Kann das Melanom nicht radikal genug operiert werden, kommt es in den nächsten Jahren häufig zu örtlichen Rückfällen. Im Operationsfeld oder in nahen Lymphknoten bilden sich Rezidive. Manchmal wiederholt sich das über Jahre hinweg. Oft kann in diesen Fällen erneut operiert werden. Bei Metastasen im Innern des Körpers gilt eine Chemotherapie, kombiniert mit Interferon alpha, als Standard. Ähnliche Erfolge könnten nach ersten Studien durch eine Impfung mit dendritischen Zellen (siehe S. 74) erreicht werden. Ergänzende oder alternative Möglichkeiten zur Chirurgie bieten die Hyperthermie, die photodynamische oder die elektrochemische Therapie. Bestrahlung oder Chemotherapie wirkt nur palliativ.

Immuntherapie: Melanome sprechen gut auf Immuntherapie an. Zur Rückfallverhütung, auch nach bereits vorangegangenen Rezidiven, werden immer häufiger Zytokine eingesetzt. Erfolge werden auch von der Misteltherapie berichtet.

Lebensweise: Nötig ist eine ausreichende Versorgung mit Radikalfängern. Direkte Sonnenbestrahlung vermeiden.

Kopf/Hals

Krebs der Mundhöhle, der Zunge, des Rachens und des Kehlkopfes bezeichnet man als Kopf-Hals-Tumoren. Sie liegen nicht nur räumlich eng beieinander, sie haben in der Entwicklung und in ihrem biologischen Verhalten auch viele Gemeinsamkeiten. Es handelt sich fast immer um Plattenepithelkarzinome, d. h. sie gehen von den diese Organe auskleidenden Schleimhäuten aus. Sie wachsen anfangs relativ langsam und metastasieren zunächst in die umgebenden Lymphknoten. Fernmetastasen bilden sich erst spät. Am häufigsten sind Kehlkopf (Larynx) und Rachen (Hypopharynx) betroffen.

Krankheitsalter: 50 bis 70 Jahre.

Risikofaktoren: Rauchen, hochprozentiger Alkohol, Viren.

Warnzeichen: Chronische Heiserkeit, Kratzen im Hals, unklare Schluckbeschwerden oder ein Kloßgefühl treten oft schon früh auf. Präkanzerosen oder Tumoren der Mundhöhle sind durch weiße oder rote Flecken oft auch für den Zahnarzt erkennbar. Eine Früherkennung ist bei Beachtung erster Beschwerden möglich.

Behandlung: Die Chirurgie steht bei der Behandlung an erster Stelle. Schwierig ist es oftmals, alles Tumorgewebe zu entfernen, ohne das befallene Organ allzu sehr zu verletzen. Neben der »Messer-Chirurgie« gewinnen deshalb schonende Verfahren wie die Resektion der Geschwulst mit Laser oder die Photodynamische Therapie an Bedeutung. Bei Tumoren im Bereich der Mundhöhle und Kiefer kann die elektrochemische Therapie oftmals verstümmelnde Operationen ersparen. Wegen der hohen örtlichen Rezidivrate wird in der Regel eine Nachbestrahlung empfohlen. Bei Rezidiven kann eine Hyperthermie in Kombination mit einer Chemotherapie oder Immuntherapie eingesetzt werden.

Immuntherapie: Da bei diesen Erkrankungen häufig örtliche Rezidive auftreten, ist zu deren Verhütung eine frühzeitige Immuntherapie wichtig. Über gute Erfolge bei der Anwendung von Vitamin A oder Vitamin-A-Säure in hoher Dosierung berichten Ärzte der HNO-Abteilung des Klinikums Großhadern in München. Es werden 5 Wochen lang täglich bis zu 300 000 IE Retinolpalmitat (Präparate) verabreicht, danach für etwa 3 Monate die Hälfte. Auf jeden Fall ist die langzeitige Einnahme der zellschützenden Vitamine A, C und E in hoher Dosierung nützlich, um Rückfällen vorzubeugen.

Lebensweise: Kein Alkohol, nicht rauchen.

Leber

Primärer, also von der Leber selbst ausgehender Krebs ist relativ selten. Oft ist er die Folge von Infektionen mit dem Hepatitis-B-Virus. Häufiger sind jedoch Lebermetastasen nach anderen Tumorerkrankungen.

Warnzeichen: Erkrankungen machen sich sowohl bei primärem Krebs wie auch bei Metastasen nur uncharakteristisch und spät bemerkbar, etwa durch Druckgefühl oder ähnliche Oberbauchbeschwerden. Erst spät treten Schwellungen oder eine Gelbsucht auf. Eine Früherkennung ist bei primärem Leberkrebs nicht möglich; bei anderen Krebserkrankungen gehört die regelmäßige Untersuchung der Leber zum Nachsorge-Programm.

Behandlung: Da die Leber ein sehr hohes Regenerationsvermögen hat, können Operationen auch durchgeführt werden, wenn große Teile des Organs entfernt werden müssen. Bei einzelnen Metastasen kann eine Verschmorung (siehe Hyperthermie, S. 50) durchgeführt werden. Bei verstreut liegenden Geschwülsten oder Metastasen werden Zytostatika eingesetzt, oft als regionale Chemotherapie. Eine Hyperthermie kann die Wirksamkeit erhöhen. Sind die Metastasen Absiedlungen eines hormonabhängigen Tumors, hilft auch eine Antihormon-Therapie weiter.

Immuntherapie: Eine Immuntherapie kann allgemein die Lebensqualität verbessern und die Genesung fördern. Es gibt eine Reihe naturheilkundlicher Verfahren zum Leberschutz und zur Entgiftung.

Lebensweise: Um das Entgiftungsorgan nicht unnötig zu belasten, soll die Nahrung möglichst frei von Schadstoffen und nicht zu fettreich sein. Alkohol ist strikt zu meiden.

Leukämien

Leukämien sind bösartige Erkrankungen des Blutes. Aus bisher wenig bekannten Gründen entarten die Blut bildenden Stammzellen des Knochenmarks. Bei der Bildung von Blutkörperchen, den Leukozyten und Lymphozyten, treten Reifungsstörungen auf. Die unreifen und funktionstüchtigen Blutzellen verdrängen die noch gesunden Leukozyten. Das kann plötzlich und massiv geschehen wie bei der akuten Leukämie, kann sich aber auch chronisch über einen langen Zeitraum erstrecken. Akute und chronische Leukämien treten etwa gleich häufig auf.

Die chronischen Formen der Leukämie verlaufen sehr unterschiedlich. Es kann jahrelang Stillstandsphasen geben. Unvorhersehbar können akute Schübe auftreten, so genannte »Blastenkrisen«.

Erkrankungsalter: Es sind sehr viel mehr Erwachsene betroffen als Kinder. Die Krankheit kann in jedem Alter auftreten.

Risikofaktoren: Radioaktive Strahlen, häufiges Röntgen, Kontakte mit Pflanzenschutzmitteln oder Benzolvergiftungen stehen als Ursache in Verdacht. Diskutiert wird, ob Kinder anfälliger sind, wenn sie keine oder nur wenige Infektionskrankheiten durchgemacht haben. Nach dem Krankheitsbild werden vor allem zwei Untergruppen unterschieden:

Die *Chronisch-Myeloische Leukämie (CML)* geht vom Knochenmark (Myelo) aus. Die Zahl der weißen Blutkörperchen ist stark erhöht, Leber und Milz schwellen an.

Bei der *Chronisch-Lymphatischen Leukämie (CLL)* ist vorwiegend das Lymphsystem befallen. Die unreifen Lymphozyten vermehren sich krankhaft, Lymphknoten und Milz können anschwellen. Die CLL tritt oft erst in höherem Alter auf und macht häufig wenige oder keine Beschwerden.

Behandlung: Die *akuten Formen* können klinisch sehr erfolgreich behandelt werden. Das geschieht vorwiegend mit hoch dosierter Chemotherapie, häufig in Verbindung mit Stammzellinfusionen oder Transplantationen von Knochenmark sowie durch Bestrahlungen.

Bei den *chronischen Formen* wird die Behandlung je nach der Bösartigkeit durchgeführt. Bei sehr langsamen Verlauf wird oft abgewartet und nur beobachtet. In anderen Fällen kann eine leichte und verträgliche medikamentöse Therapie das Fortschreiten bremsen. Bei schweren Schüben wird massiv wie bei den akuten Formen behandelt.

Bei der CML gilt eine Therapie mit Interferon alpha, kombiniert mit einer Chemotherapie, als Standard. Große Hoffnungen werden auf den Enzymblocker »Glevec« gesetzt. Die CML geht von einem Chromosomen-Bruch aus, dem so genannten Philadelphia-Chromosom. Über bestimmte Enzyme löst es die Erkrankung aus. Das neue Mittel blockiert diese Enzyme und verhindert so, dass diese Schaden im Blut anrichten. Teilweise wird das krankheitsverursachende Chromosom sogar beseitigt. Fast alle Patienten sprechen auf die Therapie an, viele sogar bei der sonst kaum beherrschbaren Blastenkrise.

Immuntherapie: Die Anwendung biologischer Therapien zur Abwehrstärkung ist bei den systemischen Krebserkrankungen wie den Leukämien und Lymphomen nur wenig erprobt. Da bei dieser Blutkrebskrankheit auch Abwehrzellen mitbetroffen sind, könnte es sein, dass durch eine zu massive Immunstimulation auch unerwünschte Wirkungen eintreten. Das wird noch kontrovers diskutiert. Auf eine allzu intensive Immunstimulierung sollte verzichtet werden. Manche Ärzte raten ganz von der Anwendung von Mistel- oder Thymuspräparaten ab. Das gilt vor allem für die CML. Andere Erfahrungsberichte besagen, dass es bei vorsichtiger Anwendung möglich ist, den Verlauf der Krankheit zu verlangsamen und die Zeitabstände zwischen akuten Schüben zu verlängern. Bei der CLL können Immunmodulatoren wie Mistel oder Thymus eingesetzt werden.

Unbedenklich sind die Vitamine A, C und E sowie Selen als Zusatzbehandlung, um die Nebenwirkungen aggressiver Therapien zu mildern.

Klinische Therapien haben Vorrang!

Lunge

Bronchialkarzinome sind die häufigste Erkrankung bei Männern. Bei Frauen nehmen sie zu. Es treten im Wesentlichen zwei Formen auf, die sich durch Wachstumsgeschwindigkeit und Bösartigkeit unterscheiden. Das seltene kleinzellige Lungenkarzinom wuchert schnell und metastasiert früh. Das häufige nichtkleinzellige Karzinom wächst dagegen sehr viel langsamer. Das hat auch therapeutische Konsequenzen.

Erkrankungshäufigkeit: Pro 100 000 Personen erkranken jährlich 88 Männer und 23 Frauen, meist zwischen dem 45. und 55. Lebensjahr.

Risikofaktoren: Rauchen, Belastung mit Chemikalien oder Asbest, Luftverschmutzung (Straßensmog), radioaktive Strahlen (auch Radonstrahlung aus Gesteinen).

Warnzeichen: Uncharakteristischer Reizhusten, anhaltender Husten, Veränderung des Hustens, blutiger Auswurf, häufige Bronchitis. Später Leistungsknick, Schmerzen im Brustkorb, Atemnot. Eine Früherkennung ist nur bei Verdacht und in Einzelfällen möglich. Röntgenaufnahmen bringen im Anfangsstadium keine sicheren Ergebnisse.

Behandlung: Eine Operation ist die wirksamste Therapie, im Frühstadium bietet sie gute Heilungsaussichten. Oftmals ist sie jedoch nicht oder nur teilweise möglich. Bei kleinzelligen Tumoren kann eine Chemotherapie, kombiniert mit einer Bestrahlung, das Wachstum bremsen. Auch die Hochdosis-Therapie wird eingesetzt. Nichtkleinzellige Tumoren sprechen auf Zytostatika nur beschränkt an. Mit Bestrahlungen können Teilerfolge erreicht werden. Die Hyperthermie wirkt günstig.

Lungenmetastasen: Zu unterscheiden vom primären Lungenkrebs sind Metastasen anderer Krebserkrankungen. Die Lunge ist ein bevorzugter Absiedlungsort. Einzelne Metastasen können operiert werden. Sonst richtet sich die Behandlung nach dem Primärtumor. Spricht dieser auf Chemotherapeutika an, können diese eingesetzt werden. Bei Absiedlungen von Brustkrebs wäre auch eine Hormontherapie wirksam.

Palliative Therapiemöglichkeiten bietet die Laser- oder photodynamische Therapie, meist um große Atemnot durch Verengungen in den Bronchien zu lindern.

Immuntherapie: Wenn eine Operation möglich ist, sollte die Tumorimpfung erwogen werden. Durch Studien sind Erfolge mit Thymusextrakten belegt, ratsam in Kombination mit Sauerstoffbehandlungen (SMT) und ergänzt mit Vitamin A und anderen Radikalfängern. Klinisch erprobt wird eine Hochdosis-Therapie mit Vitamin A (Retinolpalmitat, siehe S. 82). Unter ärztlicher Kontrolle kann Vitamin A in hohen Dosen auch ambulant verabreicht werden.

Lebensweise: Nicht rauchen, Vollwerternährung. Bei Rauchern erniedrigt sich das Erkrankungsrisiko erst etwa 5 Jahre nach dem Rauchverzicht.

Lymphome (Morbus Hodgkin; Non-Hodgkin)

Maligne Lymphome sind Erkrankungen des lymphatischen Systems. Sowohl über die Ursachen wie über die Art der Zellschädigung ist wenig bekannt. Die Erkrankungen zeigen große Unterschiede in der Erscheinungsform, in ihrer Bösartigkeit, im Beschwerdebild und im Krankheitsverlauf. Es gibt auch viele Mischformen.

Generell lassen sich zwei Krankheitsgruppen unterscheiden: die *Morbus Hodgkin-Lymphome* und die *Non-Hodgkin-Lymphome*. Der Krankheitsname geht auf den Entdecker der Krankheit, den englischen Arzt Hodgkin, zurück.

Morbus Hodgkin

Die Erkrankung geht von den Lymphknoten aus. Häufig tritt sie bei Kindern auf. Bei Erwachsenen gibt es einen ersten Krankheitsgipfel um das 25., einen zweiten ab dem 50. Lebensjahr.

Warnzeichen: Schwellungen von Lymphknoten, oft zuerst am Hals. Infekte häufen sich, und es treten Fieber und Nachtschweiß auf. Auch unerklärlicher Gewichtsverlust kann ein Hinweis sein.

Behandlung: Die klinische Therapie ist sehr erfolgreich. Solange die Erkrankung regional auf einzelne Lymphknoten begrenzt ist, steht die Bestrahlung an erster Stelle. Hat sich die Erkrankung über den Körper ausgebreitet, bringt die Chemotherapie gute Erfolge. Beides kann kombiniert werden. In schweren Fällen kann eine Knochenmarktransplantation erforderlich sein. Operationen dienen meist nur diagnostischen Zwecken.

Non-Hodgkin

Dazu zählen alle malignen Lymphome, die, wie der Name besagt, nicht zu den Hodgkin-Erkrankungen gehören. Sie unterscheiden sich von ihnen durch andere Zellveränderungen und eine andere Art der Ausbreitung im Körper. Sie sind dreimal häufiger als der Morbus Hodgkin.

Die Erkrankung verläuft sehr unterschiedlich. Es gibt verschiedene Formen wie das Brill-Symmers-Lymphom oder das Plasmozytom. Einige Formen gelten als relativ harmlos, andere als lebensbedrohlich. Die Zuordnung zu einem bestimmten Typ ist manchmal schwierig, denn oft überschneiden sich die Erkrankungsbilder.

Non-Hodgkin-Lymphome verlaufen meist chronisch mit längeren Stillstandsphasen. Ausgeprägt ist bei einigen Formen die Tendenz zur Generalisierung. Die zunächst regional, etwa auf die Lymphknoten der Halsregion begrenzte Erkrankung breitet sich über den gesamten Organismus aus.

Erkrankungsalter: Selten in jüngeren Jahren, am häufigsten zwischen dem 60. und 70. Lebensjahr.

Warnzeichen: Wie beim Morbus Hodgkin.

Behandlung: Die Therapie richtet sich weitgehend nach dem Typ und dem Ausbreitungsgrad der Erkrankung. In den noch regional begrenzten Stadien I und II ist eine Operation erfolgreich, also die Entfernung der befallenen Lymphknoten, auch kombiniert mit einer Strahlentherapie. Bei fortschreitender Generalisierung werden Zytostatika eingesetzt. Es können langfristige Remissionen erreicht werden. Eine zusätzliche Behandlung mit Interferon (siehe Zytokine) wird erprobt und scheint Vorteile zu bringen. Neu ist die Behandlung mit dem Antikörper CD 20, (»MabTher«). Bei niedrig-malignen Non-Hodgkin-Lymphomen lassen sich vergleichbare Ergebnisse erzielen wie mit einer Chemotherapie – ohne deren Nebenwirkungen. Es treten anfangs grippeähnliche Symptome auf. Der Antikörper kann auch mit einem radioaktiven Element gekoppelt werden, das für zwei Tage die kranken Blutzellen bestrahlt.

Bei weniger bösartigen Formen wird abwartend mit milderen Mitteln therapiert.

Immuntherapie: Hier gilt das auch schon für Leukämien Gesagte. Da bei der Erkrankung auch Lymphozyten, also Abwehrzellen, mitbetroffen sind, könnten Immuntherapien, die auf diese Abwehrzellen einwirken, auch andere als die erwünschten Effekte haben. Bei Hodgkin-Lymphomen wird davon abgeraten, bei Non-Hodgkin-Lymphomen sind die Bedenken nicht so groß. Eine Reihe von Therapeuten berichten, dass sich die krankheitsfreien Phasen verlängern lassen. Einige berichten auch über gute Ergebnisse mit der Fiebertherapie.

Günstig wirken die Vitamine E und C, Selen und Enzyme. Unterschiedlich beurteilt wird eine Therapie mit hoch dosiertem Vitamin A.

Klinische Therapien haben Vorrang!

Magen

Erkrankungen an Magenkrebs nehmen deutlich ab. Als Gründe werden eine gesündere, vitaminreichere Ernährung sowie die bessere Lebensmittelhygiene angesehen.

Erkrankungshäufigkeit: Pro 100 000 Personen erkranken jährlich 15 Menschen, der Krankheitsgipfel liegt bei 55 Jahren.

Risikofaktoren: Ernährungsfehler sind die Hauptgefahr. Dazu gehören ein hoher Salzverbrauch, viel geräucherte und gegrillte Kost sowie Nitrosamine in Lebensmitteln. Da Vitamin C diese Nitrosamine, die sich besonders beim Verzehr stickstoffhaltiger Nahrungsmittel bilden (Überdüngung), unschädlich macht, begünstigt ein entsprechender Mangel die Krebsentstehung. Infektionen mit dem Bakterium Helicobacter pylori werden besonders für Erkrankungen im unteren Magenteil verantwortlich gemacht. Ob eine perniziöse Anämie (eine Blutveränderung auf Grund eines Vitamin-B_{12}-Mangels) oder chronische Gastritis eine auslösende Rolle spielt, ist fraglich.

Warnzeichen: Typische Anzeichen für eine Erkrankung gibt es nicht. Uncharakteristische Magen- und Oberbauchbeschwerden, Druck- und Völlegefühl, Übelkeit oder Aufstoßen können Hinweise sein, ebenso Appetitlosigkeit oder Abneigung gegen Fleisch. Spätsymptome sind Gewichtsabnahme, Bluterbrechen oder schwarz gefärbter »Teerstuhl«. Eine Früherkennung durch Magenspiegelung ist in Verdachtsfällen möglich.

Behandlung: Eine Operation bietet die besten Heilungschancen. Bei Geschwülsten im unteren Magenabschnitt kann der obere Teil des Organs oft erhalten werden. Muss der ganze Magen entfernt werden, wird er durch eine Dünndarmschlinge ersetzt. Teilweise wird die Operation unter gleichzeitiger Bestrahlung durchgeführt. In sehr frühen Stadien sind schonende Operationen mit Laser oder der Photodynamischen Therapie möglich. Eine Chemotherapie wirkt meist nur palliativ. Der häufigen Metastasierung in die Leber kann bei Operationen eine Lektinblockade vorbeugen.

Immuntherapie: Neben einer allgemeinen Immuntherapie sollen vor allem die Vitamine A und C zugeführt werden. Ob Vitamin C in Megadosen (10 g pro Tag) die Heilung besonders fördert, ist noch umstritten. Hilfreich könnte eine Tumorimpfung sein.

Lebensweise: Die Kost soll vitaminreich sein, Genussmittel wie Alkohol und Nikotin sind zu meiden. Bei einem Ersatzmagen ist die Zufuhr von Verdauungsfermenten, Elektrolyten und Vitaminen nötig. Die Umgewöhnung an eine verträgliche Kost kann problematisch sein. Generell gilt: leicht verdauliche Kost, viele kleine Mahlzeiten, zum Essen nicht trinken, Zurückhaltung bei allem Süßen (siehe Ernährung, S. 100).

Prostata

Krebs der Vorsteherdrüse (Prostata) ist die zweithäufigste Tumorerkrankung bei Männern, im Alter sogar die häufigste. Die Wucherung verläuft meist über lange Jahre hinweg stumm. Viele Karzinome bleiben zeitlebens unentdeckt oder machen kaum Beschwerden.

Prostatakarzinome zeigen ein unterschiedliches biologisches Verhalten. Die meisten haben eine langsame Wachstumsrate (»Haustierkrebs«), andere verlaufen bösartiger (»Raubtierkrebs«). Davon und vom Alter des Patienten hängt es ab, welche Behandlungsform unbedingt, bedingt oder gar nicht angewandt werden soll.

Allgemein hat sich die Auffassung durchgesetzt, ältere Patienten möglichst nicht allzu radikal zu behandeln. Dabei geht man von der natürlichen Lebenserwartung des Patienten aus. Beträgt diese (statistisch) nur noch bis zu etwa 10 Jahren, kann auf belastende Eingriffe verzichtet werden, es sei denn, dass bedrohliche Beschwerden beseitigt werden müssen. Zurückhaltend behandelt wird daher meist ab einem Lebensalter von 70 Jahren.

Erkrankungshäufigkeit: Im Alter von 50 Jahren sind 20 von 100 000 Männern betroffen, von den 80-Jährigen 800. Das durchschnittliche Erkrankungsalter liegt bei 74 Jahren.

Risikofaktor: Hauptursache ist ein noch nicht voll aufgeklärter Einfluss von Hormonen. Gefördert wird die Erkrankung durch fettreiche Ernährung.

Warnzeichen: Erste Hinweise gleichen denen von gutartigen Wucherungen der Prostata, bei Krebs treten Beschwerden aber meist erst in fortgeschrittenen Stadien auf. Dazu gehören Harndrang, schwacher Urinstrahl, Nachträufeln, Blut im Urin, Harnverhalten oder Harnstau. Eine Früherkennung ist gut möglich.

Behandlung: Die Therapie richtet sich nach dem biologischen Verhalten des Tumors (Haustier- oder Raubtierkrebs), dem Stadium (Kapseldurchbruch oder nicht) sowie dem Alter des Patienten.

Bei jüngeren Patienten im Alter unter 70 Jahren gilt die Operation als Standardtherapie. Die ganze Prostata wird entfernt. Zusätzlich kann eine Kastration (Orchiektomie) in Frage kommen, um den Einfluss wachstumsfördernder Hormone total auszuschalten.

Als Alternative zur Radikaloperation, die zu Störungen der Potenz und zu Inkontinenz (selten) führen kann, wäre eine Strahlenbehandlung möglich. In geeigneten Fällen bietet sich auch die Überwärmung (siehe Hyperthermie) oder die Vereisung (siehe Kältechirurgie) als Behandlungsmöglichkeit an. Die Operation gilt jedoch als die sicherste Methode.

Da Prostatakarzinome in ihrem Wachstum durch männliche Hormone gefördert werden, gehört deren Ausschaltung fast immer zur weiteren Behandlung. Im Rahmen einer Hormontherapie geschieht das durch die Gabe von Gegenhormonen, die zu einer chemischen Kastration führen. Je nach Fall werden weibliche Hormone (Östrogene), Antiandrogene oder LH-RH-Analoga eingesetzt. Oft werden die Mittel kombiniert. *Bei älteren Patienten* beschränkt man sich meist auf die Hormonbehandlung und beobachtet den Verlauf.

Hat die Geschwulst bereits die Prostatakapsel durchbrochen und Nachbarorgane infiltriert, bietet eine Operation nur noch beschränkte Heilungsmöglichkeiten. In diesen Fällen bleibt die Anti-Hormon-Therapie die wichtigste Behandlung. Die effektivste Maßnahme ist die Orchiektomie, die Entfernung der Hoden. Damit können etwa 90 Prozent der Tumor fördernden Testosterone ausgeschaltet werden. Außerdem erfolgt eine Dauerbehandlung mit Antihormonen (LHRH). Fast immer kann das Tumorwachstum für längere Zeit gestoppt werden. Nach zwei bis drei Jahren können die Antihormone jedoch an Wirksamkeit verlieren. Eine Chemotherapie bringt meist nur kurzfristige Ergebnisse.

Immuntherapie: Ein Kräuterextrakt aus China »PC-SPES« kann bei einem Rückfall den erhöhten PSA-Wert senken, ein Zeichen, dass das Wachstum gestoppt wird. Wie lange das anhält, ist noch nicht erforscht. Vorbeugend und heilend wirken die Vitamine A, C, D und E sowie die Mineralstoffe Kalzium, Selen und Zink.

Lebensweise: Als Risiko gilt der Verzehr von tierischen Fetten. Fleisch (besonders rotes), Speck, Butter, Mayonnaise oder Sahne sollten selten auf den Tisch kommen. In der Ernährung haben Sojaprodukte wegen der schützenden pflanzlichen Hormone eine hohe Bedeutung. Tomaten wird eine hemmende Wirkung zugeschrieben.

Sarkome

Bei Sarkomen handelt es sich um bösartige Geschwülste, die vom Bindegewebe ausgehen. Sie können sich über die Lymphbahnen und das Blut in den ganzen Körper ausbreiten. Es gibt Knochensarkome (Osteosarkom, Ewing-Sarkom) und Weichteilsarkome (Fibrosarkom, Liposarkom).

Krankheitshäufigkeit: Von Knochensarkomen werden 3 von 100 000 Personen betroffen, meist Jugendliche. Weichteilsarkome treten fast nur bei Kindern auf, 2 von 100 000 erkranken daran.

Risikofaktoren: Nicht bekannt.

Warnzeichen: Tastbare Knoten im Gewebe, Schmerzen am Knochen.

Behandlung: Die besten Ergebnisse können durch eine Operation erzielt werden. Chemo- und Strahlentherapie bringen ebenfalls gute Erfolge. Weichteilsarkome an den Gliedmaßen können gut durch eine Hyperthermie behandelt werden.

Immuntherapie: Während einer Chemo- oder Strahlenbehandlung zur Verminderung von Nebenwirkungen, langfristig eine allgemeine Immuntherapie zur Rückfallverhütung und Verbesserung der Lebensqualität.

Wie lassen sich Nebenwirkungen mildern oder verhüten?

Viele Patienten müssen sich einer Chemo- oder Strahlentherapie unterziehen. Trotz aller Bemühungen um eine bessere Verträglichkeit lassen sich Nebenwirkungen nicht vermeiden. Sie treten je nach Mittel, Dosis, Behandlungsdauer und auch je nach individueller Verträglichkeit unterschiedlich heftig auf. Vom behandelnden Arzt muss der Patient über die möglichen Folgen der Behandlung aufgeklärt werden. Zu berücksichtigen ist dabei, dass der Arzt aus juristischen Gründen mehr oder weniger auf alle nur denkbaren Komplikationen eingehen muss, auch wenn sie nur ganz selten wirklich eintreten. Zu große Angst vor Nebenwirkungen kann jedoch dazu führen, dass sie sich dann auch tatsächlich einstellen. Übelkeit oder Erbrechen bei einer Chemotherapie beispielsweise wird durch eine solche »Erwartungshaltung« sicher oftmals mitbedingt oder verstärkt. Um sich nicht allzu sehr mit seinen Ängsten zu beschäftigen, ist es für den Patienten ratsam,

- den gewohnten Lebensrhythmus beizubehalten, wenn möglich auch die berufliche Tätigkeit – das lenkt ab und festigt die Psyche;
- unnötige Belastungen zu vermeiden, ohne jedoch in eine übertriebene »Schonhaltung« zu verfallen.

Die Nebenwirkungen einer Chemotherapie betreffen den gesamten Organismus, da die Medikamente über den Blutkreislauf in den ganzen Körper gelangen. Bei der Strahlenbehandlung bleiben sie weitgehend auf den bestrahlten Körperbereich beschränkt. Bei beiden Therapien können die Nebenwirkungen durch zusätzliche Maßnahmen abgemildert oder gar weitgehend verhütet werden. Auch der Patient kann durch Selbsthilfe viel zur besseren Verträglichkeit beitragen. Die Möglichkeiten und Rezepte, wie sie von Ärzten und Patientenvereinigungen gegeben werden, sind hier zusammengefasst.

Verschlechterung des Blutbildes, Schwächung des Immunsystems

Besonders bei einer Chemotherapie werden die Blut bildenden Stammzellen im Knochenmark geschädigt. Die Zahl der Blutkörperchen und Abwehrzellen kann bedrohlich absinken. Blutarmut und Abwehrschwäche sind die Folgen. Bei einer Strahlentherapie sind diese Nebenwirkungen seltener und meist nicht so gravierend.

Was Ärzte tun können

Während der Chemotherapie wird das Blutbild des Patienten ständig kontrolliert. Verschlechtert es sich zu sehr, kann oder muss der nächste Behandlungszyklus verschoben werden. Bei ernsten Komplikationen kann eine Bluttransfusion nötig werden. Seit kurzer Zeit stehen auch so genannte Wachstumsfaktoren (siehe Zytokine) zur Verfügung, mit denen die Blutbildung angeregt wird.

Biologische Begleitbehandlung. Da mit der Schädigung des Blutbildes immer auch eine Schwächung der Abwehrkräfte verbunden ist, raten Ärzte der biologischen Krebsmedizin zu einer begleitenden Immuntherapie. Sie soll mindestens zwei Wochen vor der Chemo- oder Strahlentherapie beginnen und während der ganzen Behandlungszeit weitergeführt werden. Es liegen einige Studien und viele positive Erfahrungen darüber vor, dass sich mit Mistelextrakten oder Organpräparaten Schäden am Blutbild mindern lassen. Diese Mittel fördern die Neubildung von Blut- und Abwehrzellen. Die Fress-, Killer- oder Helferzellen bleiben aktiver und halten das Immunsystem weitgehend funktionsfähig.

Mistelextrakte können und sollen während der ganzen Dauer der Chemotherapie gespritzt werden. Nur am Tag der Behandlung sowie einen Tag vorher und einen Tag danach ist es wenig sinnvoll, da die Zytostatika die Wirksamkeit der Mistel-Lektine auf das Immunsystem abschwächen können. Anders ist es bei Thymuspräparaten. Diese aktivieren ja nicht nur die Abwehrzellen, sondern regen die Lymphozyten auch zur Neubildung, also zur Teilung an. Die Zytostatika aber sind Zellteilungsgifte. Sie töten besonders die Zellen ab, die sich gerade teilen; außer Krebszellen könnten dann auch wertvolle Lymphozyten vernichtet werden. Das Abwehrsystem würde also zusätzlich geschwächt. Da einige Zytostatika noch mehrere Tage im Körper wirksam bleiben, soll bei Thymusgaben ein Abstand von jeweils etwa 5 Tagen vor und 5 Tagen nach der Chemotherapie eingehalten werden. Während einer täglichen Strahlentherapie kann die Mistelbehandlung durchgeführt, auf Behandlungen mit Thymus sollte dagegen verzichtet werden.

Wichtig ist es, andere Begleittherapien mit Enzymen, Radikalfängern und eventuell Sauerstoff während der ganzen Dauer einer Chemo- oder Strahlenbehandlung durchzuführen. Sie können die Wirksamkeit dieser klinischen Behandlung erhöhen und deren allgemeine Nebenwirkungen mildern. Das Befinden und die Lebensqualität des Patienten bleiben insgesamt stabiler (siehe auch die Kapitel über »Immuntherapien«, S. 63).

Was Patienten selbst tun können

- Um der erhöhten Anfälligkeit für Infektionen zu begegnen, sind Situationen zu meiden, in denen die Gefahr einer Ansteckung groß ist. Infektionsschutz geben auch Echinacea-Präparate.
- Wegen der erhöhten Blutungsneigung dürfen keine Mittel eingenommen werden, die das Blut dünnflüssig machen. Dazu gehört auch der Wirkstoff Acetylsalicylsäure, der in Aspirin oder ähnlichen Schmerzmitteln enthalten ist. Bei der Hausarbeit oder im Garten sollen zum Schutz vor Verletzungen Arbeitshandschuhe getragen werden.
- Um den erhöhten Bedarf an Vitaminen, Spurenelementen und Mineralstoffen zu decken, sollen vorwiegend Gemüse, Obst, Vollkorn- und Milchprodukte verzehrt werden.

Schäden an Schleimhäuten und innere Entzündungen

Während die Auswirkungen der Behandlung auf das Blutbild von vielen Patienten nicht oder nur wenig unmittelbar wahrgenommen werden, kann eine andere Nebenwirkung sehr belasten und quälen. Das sind Schäden an den inneren Schleimhäuten mit oftmals heftigen und langwierigen Entzündungen – im Mund, im Rachen, im Magen-Darm-Kanal, an den Harnwegen, aber auch an Blutgefäßen oder am Herzen. Bei einer Chemotherapie können sie überall auftreten, bei der Strahlentherapie bleiben diese Folgen weitgehend auf den bestrahlten Bereich begrenzt, können dort aber sehr heftig sein. Mitverursacht und verschlimmert werden die Entzündungen durch freie Radikale. Bei der Bestrahlung sind sie die Hauptschuldigen.

Die Abwehr freier Radikale

Auf die freien Radikale und ihre schädigenden Wirkungen sowie über ihre Abwehr durch Radikalfänger ist schon mehrmals hingewiesen worden (siehe S. 30 ff. u. 86 ff.).Während einer Chemotherapie, besonders aber bei Bestrahlungen, ist die Versorgung mit Radikalfängern mehr denn je nötig, weil der Körper mit freien Radikalen geradezu überflutet wird. Nach den bisherigen Erfahrungen müssen die Radikalfänger Beta-Karotin, die Vitamine C und E sowie das Spurenelement Selen in hohen Dosierungen eingenommen werden, die der Tabelle auf der nächsten Seite zu entnehmen sind. Man nimmt sie über den Tag verteilt. Auch Gemüse (insbesondere Tomaten) enthalten wirksame Radikalfänger.

Nach Abschluss der Chemo- oder Strahlentherapie kann man die Dosis der Vitamine halbieren, auf jeden Fall aber die von Selen. Davon dürfen längere Zeit höchstens 200 µg (Mikrogramm) pro Tag eingenommen werden.

Bei Bestrahlungen soll Selen etwa eine Stunde vor der Behandlung eingenommen werden. Für die hoch dosierte Anwendung von Selen eignen sich am besten Selen-Trinkampullen (siehe Präparate S. 203). Vitamin C soll in einem Abstand von 2 Stunden zum Selen eingenommen werden. Wer hohe Dosen Vitamin C schlecht verträgt, kann die Säure mit etwas Natriumkarbonat (Natron) abpuffern.

Empfehlungen für die tägliche Dosis an Radikalfängern während aggressiver Therapien

Beta-Karotin	25– 50 mg
Vitamin C	200–1000 mg
Vitamin E	400– 800 mg
Selen bei Chemotherapie	300– 500 µg
bei Bestrahlung	500–1000 µg

Was Patienten selbst tun können

Bei leichten Beschwerden in Mund und Rachen helfen oft schon bewährte Hausmittel:

- Regelmäßige Mundspülungen mit Kamille oder Salbei. Die Lippen lassen sich mit einem Fettstift oder reiner Salbe ohne kosmetische Zusätze geschmeidig halten. Vorsicht bei käuflichen Mundwässern, die oft Alkohol oder andere Zusätze enthalten und die Schleimhäute unnötig reizen.
- Die Nahrung pürieren oder im Mixer zerkleinern, Milchprodukte essen, denn Milch schützt die Schleimhäute. Dagegen können saure oder scharf gewürzte Speisen sowie Getränke mit Kohlensäure stark reizen.
- Mehrmals in der Stunde etwas Wasser, milde Kräutertees oder verdünnte Säfte trinken, eventuell mit einem Strohhalm. Saft oder andere Getränke können eingefroren und als Eiswürfel gelutscht werden. Während der Behandlung schützt ein Eiswürfel im Mund vor Schaden, weil das gekühlte Gewebe schlechter durchblutet wird und nicht so viele Gifte aufnimmt.

Bei heftigen Beschwerden in Mund und Rachen – diese Ratschläge sollten mit dem Arzt abgesprochen werden:

- Nach dem Essen und zwischendurch den Mund 5 Minuten lang mit einer verdünnten Lösung eines Antiseptikums (z. B. Betaisodona, Panthenol-Lösung oder andere) spülen.
- Siedeln sich im Rachen oder Mund Pilze an (was bei geschwächten Patienten vorkommen kann), etwa 1 Stunde nach dem Essen 1 Pipette voll Moronal-Suspension im Mund hin und her wälzen, die Reste herunterschlucken, um auch mögliche Pilzkolonien im unteren Rachen und in der Speiseröhre zu erfassen.
- Treten sehr schmerzhafte Entzündungen auf und bilden sich Ausschläge (Aphthen) im Mund oder Rachen, können Pinselungen oder Spülungen mit öligen Lösungen von Vitamin E und/oder Vitamin A die Abheilung beschleunigen. Es gibt beides als Emulsion in Apotheken (siehe Präparate S. 203). Hilfreich sind auch Zinkorotat-Tabletten, wenn sie zerkaut und mit dem Speichel im Mund verteilt werden.

Bei Beschwerden am Unterleib (After, Scheide):

- Sitzbäder mit Tannolact, Kamille oder Salbei sowie feuchte Umschläge mit desinfizierenden, antiseptischen Lösungen (Kaliumpermanganat).
- Einläufe (Klistiere) mit Kamille und anderen Heilkräutern hemmen Entzündungen. Auch Zusätze von Antiseptika können angebracht sein.

Gute Ratschläge bei akuten oder chronischen Entzündungen können oft Ärzte für Naturheilverfahren geben.

Übelkeit und Erbrechen

Patienten können in sehr unterschiedlicher Weise auf eine Chemotherapie mit Appetitlosigkeit, Übelkeit oder Erbrechen reagieren. Manche haben fast keine Beschwerden, andere müssen sich schon beim Gedanken daran übergeben. Bei den Ursachen kommen mehrere Faktoren zusammen. Durch die Medikamente werden zunächst die Zellen im Magen und Darm direkt gereizt. Diese setzen einen Stoff (Serotonin) frei, der über den Vagus-Nerv das Brechzentrum stimuliert. Großen Einfluss scheint auch die psychische Einstellung zur Therapie zu haben.

Die Beschwerden reichen von leichter Übelkeit und Brechreiz bis zum Erbrechen. Meist beginnen sie ein bis vier Stunden nach der Medikamentengabe. Der Brechreiz kann stundenlang anhalten.

Oft bildet sich ein Brechreflex aus. Das Erbrechen wird unbewusst mit bestimmten, vor der Behandlung verzehrten Lebensmitteln in Verbindung gebracht. Dann genügt schon der Geruch oder der Anblick dieser Lebensmittel, um Übelkeit auszulösen. Deshalb sollten vor der Therapie keine »Lieblingsspeisen« gegessen werden, damit der Appetit darauf nicht verdorben wird.

Schweres Erbrechen (Emesis) lässt sich mit lange bewährten oder neu entwickelten Medikamenten in den meisten Fällen erfolgreich verhindern. Dafür gibt es einen Stufenplan. Je nach dem Grad der Beschwerden werden schwache bis starke Medikamente verordnet, meist als Kombination von einem Sedativum (Beruhigungsmittel) und einem Antiemetikum (Antibrechmittel). In leichteren Fällen können Mittel gegen Reisekrankheit oder pflanzliche Beruhigungsmittel aus Baldrian oder Hopfen das Brechzentrum beruhigen. Bei schwerem Erbrechen oder Durchfall müssen – in Absprache mit dem Arzt – Elektrolyte (Mineralstoffe, Spurenelemente) und Vitamine zugeführt werden.

Was Patienten selbst tun können

Ob und wie schwer diese Nebenwirkungen während der Chemotherapie auftreten, scheint sehr von der körperlichen und seelischen Verfassung des Patienten abzuhängen. Die folgenden Ratschläge können deshalb nur allgemeine Hinweise dafür geben, wie den Beschwerden vorgebeugt werden kann oder wie sie zu mildern sind.

Vor der Behandlung:

- Nur leichte Mahlzeiten einnehmen, besonders zum Frühstück, z. B. eine klare Suppe oder ein paar ungesüßte Kekse, etwas Toast oder Zwieback. Eventuell ganz auf feste Nahrung verzichten und nur verdünnte Säfte, Mineralwasser, Tee oder Brühe trinken. Eher kalte oder lauwarme als heiße Gerichte essen. Süßigkeiten meiden. Bekömmlicher ist leicht Säuerliches.
- Vor jeder Therapie etwas anderes essen oder trinken, um die Ausbildung eines Brechreflexes auf bestimmte Lebensmittel zu vermeiden.

Nach der Behandlung:

- Den Tag über etwa 2–3 Liter trinken, um die Ausscheidung der Medikamente zu beschleunigen.
- Gut verträglich sind Kartoffelbrei, Apfelmus, Quark oder Bananen. Fette, salzige oder stark gewürzte Nahrung meiden, ebenso starke Essensgerüche.
- Nach dem Essen hinlegen und ruhen, dabei den Kopf deutlich höher legen als die Beine. Viel an die frische Luft gehen, aber direkte Sonnenbestrahlung vermeiden.
- Entspannungsübungen machen oder sich durch Musik, Lesen, Gespräche oder Fernsehen ablenken.
- Zu schlafen versuchen, evtl. auch mit Hilfe eines milden Schlafmittels.

Haarausfall

Der besonders von Frauen gefürchtete Haarausfall ist medizinisch ohne Bedeutung und nur ein kosmetisches Problem. Nach Beendigung der Behandlung wachsen die Haare bald wieder nach – oft sogar kräftiger als vorher. Gegen den Haarausfall gibt es kein sicher wirkendes Mittel. Die Behandlung mit einem dafür empfohlenen thymushaltigen Haarwasser ist nur beschränkt wirksam. Auch die Kühlung der Kopfhaut während der Behandlung mit Eis (Eishauben) kann den Haarausfall meist nur mildern. Durch die Kühlung werden die Haarwurzeln weniger durchblutet und nicht so sehr durch Zytostatika geschädigt.

Was Patienten selbst tun können

Chemotherapie-Patienten kann daher nur geraten werden,

- sich schon vor der Behandlung eine leicht zu pflegende Frisur machen zu lassen und sich rechtzeitig eine Perücke zu besorgen. Die Kosten übernimmt die Krankenkasse;
- während der Behandlung die Haare nicht zu strapazieren, nur sanfte Shampoos zu benutzen, nach der Wäsche die Haare nur sanft abzutupfen und nur mit milder Wärme zu fönen.

Durchfall oder Verstopfung

Störungen der Verdauung treten in sehr unterschiedlicher Form und Schwere auf. Bestrahlungen des Bauchraums sind fast immer mit Durchfällen verbunden, die sehr heftig und anhaltend sein können. Bei der Chemotherapie sind Verdauungsstörungen seltener, meist auch weniger schwer. Sie können als Durchfälle oder Verstopfungen auftreten, manchmal auch wechselnd.

Was Patienten selbst tun können

Die Durchfälle bei Bestrahlungen sind nur wenig zu beeinflussen. Da die Behandlung meist in kurzen Abständen erfolgt, bekommt der Darm kaum eine »Erholungspause«. Den besten Schutz vor diesen Nebenwirkungen bietet vermutlich eine hoch dosierte Einnahme von Radikalfängern (siehe »Schäden an Schleimhäuten und innere Entzündungen« S. 178 ff.). Die folgenden Ratschläge gelten daher mehr zur Linderung von Beschwerden bei einer Chemotherapie, könnten jedoch bei einer Strahlenbehandlung nicht ganz nutzlos sein.

Bei Durchfällen ist hilfreich:

- Nur fettarme Milchprodukte verzehren, z. B. Quark, Joghurt, Magerkäse, Buttermilch, abgekochte Magermilch. Gut verträglich sind meist auch Kartoffeln – gekocht oder als Brei –, ebenso Weißbrot, Reis, Nudeln, Fleischbrühe oder Cremesuppen aus Gemüsen. Als »Stopfmittel« gelten Bananen.
- Zu meiden sind gebratene und fettreiche Nahrung, Vollkornbrot, Nüsse, rohes Gemüse und Obst, ebenso starke Gewürze, Süßigkeiten, Alkohol, Kaffee oder Knabbereien.
- Es soll viel getrunken werden, vorwiegend Mineralwasser.
- Da bei Durchfällen oft auch bakterielle Erreger mitwirken, kann es ratsam sein, medizinische Heilerde (gibt es in Apotheken oder Reformhäusern) zum Aufsaugen der Bakteriengifte einzunehmen. Auch Apfelmus oder rohe, geschälte und geriebene Äpfel haben diese Wirkung.
- Bei schweren und anhaltenden Durchfällen müssen in Absprache mit dem Arzt Elektrolyte zugeführt werden.

Bei Verstopfung kann helfen:

- Soweit verträglich, sollen Lebensmittel mit einem hohen Anteil an Ballaststoffen verzehrt werden, also Obst und Gemüse, Vollkornprodukte, Nüsse, Mais, Rosinen, Datteln, Trockenfrüchte.

- Ein Rezept aus der Volksheilkunde sind Backpflaumen, die abends in einem Glas Wasser eingeweicht und morgens nüchtern gegessen werden; diesen Saft trinken. Abführend wirken auch frische Obstsäfte, am Morgen auf nüchternen Magen getrunken. Insgesamt sollten pro Tag mindestens 2 bis 3 Liter getrunken werden.
- Möglichst viel bewegen; jedem Bedürfnis zur Entleerung nachgeben.
- Abführmittel sollten nur in hartnäckigen Fällen eingenommen werden. Wenn der Stuhlgang für zwei oder drei Tage ausbleibt, ist das noch keine Verstopfung. Natürliche Verdauungshilfen sind Glaubersalz und Bittersalze.

Entzündungen der Harnwege

Die Schädigung der Schleimhäute in den Harnwegen (Nieren, Blase, Harnröhre) sowohl durch eine Chemo- wie eine Strahlentherapie begünstigt Infektionen. Anzeichen dafür sind Harndrang und häufiges Wasserlassen, Brennen beim Wasserlassen, trüber, dunkler oder rötlicher Urin sowie Fieber oder Schmerzen im unteren Rücken oder in der Lendengegend. Sprechen Sie bei solchen Beschwerden gleich mit Ihrem Arzt.

Was Patienten selbst tun können

Schutz vor Infektionen bieten:

- Mindestens 2,5 Liter pro Tag trinken. Kaffee, schwarzen Tee und Alkohol meiden, ebenso scharfe Gewürze. Alle zwei Stunden Wasser lassen.
- Sorgfältige Intimhygiene, Sitzbäder in lauwarmem Wasser, mit Zusatz von entzündungshemmenden und antibakteriellen Kräuterextrakten.

Hautschäden durch Bestrahlungen

Während einer Strahlentherapie können im bestrahlten Bereich leichte bis schwere Hautveränderungen auftreten. Sie äußern sich in roten Flecken, Ausschlag, Jucken, Hautverfärbungen, Nässen oder Schilfern der Haut, in Blasenbildung oder Sonnenempfindlichkeit. Manche Veränderungen zeigen sich erst Wochen oder Monate nach der Therapie. Personen mit heller Haut sind häufiger betroffen. Oft bleiben braune Flecken, eine dunklere Hautfärbung oder Verdickungen zurück.

Was Patienten selbst tun können

So lässt sich die Haut schützen:

- Hautreinigung nur mit lauwarmem Wasser, eventuell mit einer sehr milden, pH-neutralen Seife. Die Haut nur abspülen und mit weichen Tüchern trockentupfen. Als Pflegemittel Baby-Öl oder Lotions auftragen, die Vitamin D und E enthalten. Kein Parfüm oder Deodorant benutzen.
- Bei juckender Haut kann ein lauwarmes Bad mit einem Zusatz von Maismehl, Hafermehl, Sojamehl oder Natron Linderung verschaffen. Einzelne juckende Stellen mit kalten, feuchten Packungen oder Eiswürfeln behandeln.
- Vitamin E als Emulsion (in Apotheken) auf die entzündeten Hautstellen auftragen oder den Inhalt einer Kapsel mit etwas Öl verrühren und auftupfen.
- Die Haut so oft wie möglich der frischen Luft aussetzen, aber direkte Sonnenbestrahlung vermeiden.
- In schweren Fällen kann der Arzt cortisonhaltige Salben verordnen. In den Strahlenkliniken werden auch spezielle Schutzmaßnahmen empfohlen.

Das Erschöpfungs-Syndrom (Fatigue)

Die aggressive Behandlung in der Akutphase der Erkrankung hinterlässt ihre Spuren. Auch wenn es gelingt, die Nebenwirkungen während der Therapiewochen einigermaßen erträglich zu halten, können Operation, Chemotherapie oder Bestrahlungen in den nächsten Monaten und manchmal auch Jahren die Lebensqualität und die Genesung erheblich beeinträchtigen.

Patienten beschreiben ihre Beschwerden so: »Ich fühle mich dauernd müde und lustlos«, »Ich bin schnell erschöpft«, »Ich bin ohne Antrieb und kann mich zu nichts aufraffen«, »Ich bin kraftlos und wie gelähmt«, »Meine Arme und Beine sind schlapp«. Auf einer Beschwerden-Skala nennen Krebspatienten diese Beschwerden am häufigsten, noch vor Schmerzen.

Mit dem französischen Wort »Fatigue« (Ermüdung, Ermattung, gesprochen *fatieg*) wird dieses Beschwerdebild bezeichnet oder auch als »Erschöpfungs-Syndrom«. Nach neuen Untersuchungen leiden 70 bis 80 Prozent der Patienten darunter, davon 30 bis 50 Prozent in ausgeprägter Form.

Vor allem Chemo- und Strahlentherapie schädigen die Blut bildenden Organe im Körper. Dazu gehören nicht nur das Knochenmark, sondern auch Nieren und Keimdrüsen. Die Folge ist eine Anämie, eine Blutarmut. Es werden nicht mehr genügend Blutkörperchen gebildet. Die Zellgifte können das Entgiftungsorgan Leber überfordert und geschädigt haben. Auch die Schilddrüse oder das Herz kann beeinträchtigt sein und die Leistungskraft bremsen. Die Ernährung spielt eine Rolle und die Psyche. Depressionen, Ängste oder Stress lähmen die Antriebskräfte und verstärken die Fatigue.

Ärzte der biologischen Krebsabwehr können aus Erfahrung sagen, dass die Fatigue nach aggressiven Therapien sehr viel milder auftritt, wenn der Patient schon während der Chemotherapie oder der Bestrahlung eine biologische Begleitbehandlung anwendet und sie danach fortführt. Zusätzliche Möglichkeiten, der Erschöpfung vorzubeugen oder sie zu behandeln, sind:

Entgiftung

Vor allem die Chemotherapie mit ihren Zellgiften belastet und überfordert das körpereigene Entgiftungssystem. Die Leber, die Nieren oder der Darm werden akut und chronisch geschädigt. Schon während der Chemotherapie sollten naturheilkundliche Mittel zur Leberstärkung genommen werden. Dazu gehören u. a. Präparate aus der Mariendistel (Arzt oder Apotheker kennen diese Mittel).

Homöopathisch wirken Leber- und Nierenmittel wie: Ceres Taraxacum, 3-mal 5 Tropfen; Ceres Solidago, 3-mal 5 Tropfen; Hepeel, 3-mal 2 Tabl.; Berberis Homaccord, 3-mal 10 Tropfen. Unterstützend helfen Nieren-Blasen-Tee, Leber-Galle-Tee und Magen-Darm-Tee; täglich drei Tassen und alle drei Tage zwischen den Tees wechseln.

Der Darm kann Hilfe für den Wiederaufbau einer gesunden, biologisch aktiven Darmflora benötigen. Die Ernährung trägt viel dazu bei. Nehmen Sie ausreichend Ballaststoffe und bioaktive Pflanzenstoffe zu sich, dazu viel milchsauer vergorene, fermentierte Lebensmittel wie Sauerkraut, Kefir, Brottrunk oder Joghurts. Einige enthalten nützliche Darmkeime. Bei schweren Darmschäden kann eine mikrobiologische Therapie (siehe S. 94) sehr nützlich sein. Wenn die Verdauung von Gemüse und Obst Schwierigkeiten bereitet, sollten Säfte getrunken oder Konzentrate aus bioaktiven Pflanzenstoffen genommen werden. Rohkost kann den Darm unnötig belasten, sie bekommt nicht allen.

Bewegung und Sauerstoff

Mit einer Blutarmut ist eine unzureichende Versorgung der Gewebe mit Sauerstoff verbunden. Das macht müde und kraftlos. Der Rat: »Nun schonen Sie sich« ist wenig angebracht. Zuviel Ruhe, Schlaf und Mangel an Bewegung verstärken die Beschwerden. Allerdings soll die Bewegung der Leistungsfähigkeit entsprechen, etwa nach dem Motto: Von dem, was man zu schaffen meint, die Hälfte tun. Ein Spaziergang an der frischen Luft oder etwas Gymnastik tut gut. Beim Bewegungstraining ist es besser, dreimal kurz als einmal lang zu üben.

Sehr günstig wirkt sich eine Sauerstoff-Therapie aus. Das Trinken von Kräuterblut, Rote-Bete-Säften oder roten Trauben fördert die Blutbildung. Auch eine gute Versorgung mit Eisen ist oft nötig.

Ob eine Anämie vorliegt, kann der Arzt durch eine Untersuchung feststellen. Er bestimmt die Menge des Hämoglobins im Blut. Hb-Werte von unter 12 Gramm pro 100 Milliliter Blut (12 g/dl) sind behandlungsbedürftig. Als schnelle Hilfe in schweren Fällen können Blutübertragungen notwendig sein. Schnell gefördert wird die Blutbildung durch das Nierenhormon Erythropoetin (EPO).

Ernährung – Vitamine

Vitaminmangel und schlechte Ernährung begünstigen die Fatigue. Bei ernsten Beschwerden kann eine Spritze mit den Vitaminen A, D und E helfen. Auch die Vitamine Folsäure und B_{12} helfen, auf die Beine zu kommen. In folgenden Nahrungsmitteln sind sie reichlich enthalten:

Eisen: Rotes Fleisch, Brokkoli, Spinat und Vollkornprodukte.
Folsäure: Brokkoli, Spinat, Kohl, Weizenkeime, Vollkornerzeugnisse.
B_{12}: Leber, Fisch, Käse.

Wenn der Ernährungszustand sehr schlecht ist, sollte die Kost durch kalorienhaltige Lebensmittel angereichert werden, z. B. durch Saucen, Sahne oder Fettkäse. Bei ernsten Ess-Störungen oder einer beginnenden Auszehrung (Kachexie) ist die Zufuhr von genügend Eiweiß nötig, ebenso von Mineralstoffen (Elektrolyten). Schmackhafter als die Astronautenkost sind Protein-Drinks, wie sie von Sportlern getrunken werden.

Depressionen

Zur Behandlung von leichten bis mittelschweren Depressionen eignen sich Präparate aus Johanniskraut. Wie bei fast allen sanften Naturheilmitteln tritt die Wirkung langsam ein, meist innerhalb von drei Wochen.

Es muss hoch genug dosiert werden, etwa 300 bis 900 Milligramm Johanniskraut-Extrakt pro Tag.

Bei **Angst- und Spannungszuständen** können Kava-Kava-Präparate aus dem Rauschpfeffer sehr hilfreich sein. Die therapeutische Wirksamkeit entspricht niedrig dosierten synthetischen Mitteln.

Bei **Einschlafstörungen**, die oft mit Unruhe und Angstzuständen verbunden sind, helfen Präparate aus der Baldrianwurzel. Diese gibt es als Monopräparat oder auch als Kombination mit Hopfen, Melissenblättern oder Passionsblumenkraut. Auf eine ausreichend hohe Dosierung ist zu achten. Sie beträgt beim Baldrian-Trockenextrakt ca. 500 bis 600 Milligramm pro Tag.

Klimakterische Beschwerden

Bei der Behandlung mit Antihormonen kann es zu klimakterischen Beschwerden kommen, die hauptsächlich durch den therapeutisch erwünschten Mangel an Östrogenen entstehen. Bei leichten Hitzewallungen oder Schweißausbrüchen hilft Salbei als Teeaufguss oder als Präparat. Für den Teeaufguss 3 Gramm feingeschnittene Droge verwenden.

Heftigere Beschwerden, auch verbunden mit depressiven Verstimmungen oder Gereiztheit, können durch Phytohormone (pflanzliche Hormone) ausgeglichen und gelindert werden. Die Phytohormone haben östrogenähnliche Wirkungen, ohne – wie die körpereigenen Östrogene – das Krebswachstum zu fördern.

Medikamente aus dem Wurzelstock der Traubensilberkerzen (Cimicifugae racemosae rhizoma) enthalten gut wirksame Phytohormone. Die Wirkung tritt manchmal erst nach mehreren Wochen ein. Da diese Phytohormone ebenfalls an die Östrogenrezeptoren der Brustdrüse anbinden und diese für körpereigene Östrogene blockieren, verstärken sie die Wirksamkeit der Antihormonbehandlung.

Die Frage, ob Frauen mit schweren Wechseljahrsbeschwerden und zur Vorbeugung von Osteoporose nach einer Brustkrebserkrankung die sonst übliche *Hormonsubstitution* bekommen können, ist noch ungeklärt. Nach Ansicht führender Onkologen und Gynäkologen sollte in den ersten 3 bis 5 Jahren nach der Operation darauf verzichtet und auf homöopathische oder pflanzliche Mittel zurückgegriffen werden. Vertretbar ist bei starken Hitzewallungen eine Behandlung mit reinem Gestagen oder bei Beschwerden im Geschlechtsbereich die örtliche Behandlung mit Östriol.

Psychische Hilfen

Seelische Bedrängnisse sind nicht allein Ursache der Fatigue. Sie können die Beschwerden jedoch verschlimmern. Da ist alles gut, was entspannen hilft, Ängste abbaut und Depressionen beseitigt.

Lymphödeme

Als Folge einer Therapie können Lymphödeme entstehen – nach Brustkrebsbehandlungen im Arm, nach Eingriffen im urologischen oder gynäkologischen Bereich in den Beinen. Innere Ödeme im Brust- oder Bauchraum sind selten.

Die Lymphgefäße transportieren täglich bis zu 2 Liter Flüssigkeit aus dem Zwischenzellularraum ab und mit ihr Stoffwechselschlacken, abgestorbene Zellen, Bakterien und Schadstoffe. Ist der Abfluss durch die Entfernung von Lymphknoten oder deren Bestrahlung gestört, staut sich die Gewebeflüssigkeit und lässt den Arm, das Bein oder den sonst betroffenen Körperteil anschwellen. Es treten Gewebeschäden auf, und der Stoffwechsel wird toxisch belastet.

Entstehende Ödeme lassen sich erkennen, wenn man mit dem Daumen etwa 10 Sekunden lang das verdächtige Gewebe eindrückt. Verschwindet die entstandene Hautdelle nicht sofort wieder, deutet das auf ein beginnendes Ödem hin.

Behandlung: Zur Entstauung des Gewebes wird eine Lymphdrainage durchgeführt. Dabei handelt es sich um eine spezielle Massage. Die gestaute Lymphe wird unter leichtem Druck mit kreisenden und streichenden Fingerbewegungen in noch funktionsfähige Bahnen abgeleitet. Die Behandlung soll nur von ausgebildeten Masseuren oder Krankengymnasten durchgeführt werden, bei schweren Fällen in Spezialkliniken (siehe S. 201). Oft unerlässlich sind Kompressionsverbände oder Kompressionsstrümpfe sowie spezielle gymnastische Übungen.

Verbessern lässt sich die Wirksamkeit der Massagen durch die Gabe von Selen. Nach einer einmaligen Dosis von 800 µg (Mikrogramm) kann das Gewebe mitunter spontan abschwellen. Bei längerer Behandlungsdauer werden über 4 bis 6 Wochen etwa 500 µg je zur Hälfte morgens und mittags verabreicht.

Lebensweise: Die Behandlung von Ödemen ist langwierig und nur wirksam, wenn die therapeutischen Maßnahmen konsequent befolgt werden. Für den Alltag gilt: Den betroffenen Körperteil zur Entstauung so oft wie möglich hochlegen, den Arm nicht schwer belasten oder einseitig strapazieren, z.B. an der Schreibmaschine. Jede Verletzung, Prellung oder Quetschung vermeiden, Arm und Bein nicht großer Wärme aussetzen, keine beengenden Kleidungsstücke tragen. Das Essen nur wenig salzen und Übergewicht abbauen.

Wie können Schmerzen bekämpft werden?

Bei etwa der Hälfte der Patienten treten während der Erkrankung behandlungsbedürftige Schmerzen auf, meist im fortgeschrittenen Stadium. Doch selbst bei heftigen Beschwerden ist es möglich, eine weitgehende Schmerzfreiheit zu erreichen.

Stufenplan zur Bekämpfung der Schmerzen

Für die Therapie gibt es einen von Schmerztherapeuten und Onkologen entwickelten Stufenplan, der sich nach dem Grad der Schmerzen richtet.

1. Stufe (leicht): Anwendung von Schmerzmitteln (Analgetika), die keine Opioide enthalten. Dazu gehören die auch bei anderen Erkrankungen üblichen Mittel mit den Wirkstoffen Acetylsalicylsäure (ASS), Metamizol, Paracetamol oder Flurbiprofen. Es kann zu Magenbeschwerden oder Verstopfung kommen.

2. Stufe (mittelschwer): Die Mittel der 1. Stufe werden meist beibehalten, dazu kommen opioidhaltige Analgetika, also leichte Betäubungsmittel. Sie enthalten als Wirkstoffe Codein, Tramadol oder Tilidin. Verstopfung, Übelkeit oder Erbrechen sind anfangs häufige Begleiterscheinungen.

3. Stufe (schwer): Zusätzlich zu den Mitteln der Stufen 1 und 2 werden morphinhaltige Medikamente verordnet. Anfangs kommt es zu Müdigkeit, eine Suchtgefahr besteht nicht. Verstopfung, Übelkeit und Erbrechen können sich verschlimmern.

Wichtig ist, dass Schmerzmittel nicht erst dann genommen werden, wenn die Schmerzen einsetzen, sondern nach einem vom Arzt festgelegten Zeitplan. Dadurch kann ein gleichbleibend hoher Wirkstoffspiegel im Blut erreicht werden, so dass der Schmerz gar nicht erst durchbricht. Man kommt dann sogar mit weniger Medikamenten aus.

Weitere Möglichkeiten der Schmerzbekämpfung bieten die Strahlentherapie (z. B. bei Knochenmetastasen), eine elektronische Blockade von Nervenbahnen oder die chemische oder chirurgische Durchtrennung von Nerven. An vielen Kliniken gibt es Schmerzambulanzen, in größeren Orten auch Fachärzte für Schmerztherapie (siehe Adressen ab S. 197).

Bei leichten, sporadischen Beschwerden können Akupunktur, Hypnose oder pflanzliche Präparate helfen. Mistelinjektionen verringern den Verbrauch von Analgetika.

Tumor-Nachsorge

»Abschied von Illusionen«, überschrieb das Deutsche Ärzteblatt im März 1996 einen Bericht vom Deutschen Krebskongress, auf dem über die Krebsnachsorge diskutiert wurde. Er macht den Wandel in der Krebsmedizin deutlich: Weg von der »Apparatemedizin« und der »Klinik als Reparaturwerkstatt« – hin zu einer Medizin, die sich mehr an den Bedürfnissen des Patienten orientiert und die sein Befinden ebenso wichtig nimmt wie die Befunde.

In die Nachsorgeprogramme für Tumorpatienten ist vor Jahren vieles aufgenommen worden, von dem sich jetzt herausstellt, dass es dem Patienten keine oder kaum Vorteile bringt. Im Gegenteil: Jeder Nachsorgetermin versetzt den Betroffenen schon Wochen vorher in Aufregung; durch fragliche Befunde werden neue Ängste und oftmals unnötige oder belastende Therapien ausgelöst. Langzeitstudien ergaben, dass sich im Krankheitsverlauf kaum ein gravierender Unterschied zwischen den Patienten zeigt, die sich routinemäßig allen nur möglichen Nachuntersuchungen unterziehen, und denen, die sich aufmerksam selbst beobachten und ihren Arzt aufsuchen, wenn Beschwerden auftreten.

Auf Nachuntersuchungen kann natürlich nicht verzichtet werden. In der Regel sollten sie auch weiterhin zunächst alle drei Monate, nach drei Jahren halbjährlich und nach 5 Jahren jedes Jahr erfolgen – allerdings mit Einschränkungen, vor allem im Bereich der Apparatemedizin. Auf regelmäßige Szintigramme oder Computertomographien sowie aufwendige Laboruntersuchungen könnte nach Ansicht vieler Onkologen ohne Schaden für die Patienten verzichtet werden. Überflüssig ist oft auch die Ermittlung der Tumormarker. Diese Untersuchungen sollten nur bei Risikopatienten durchgeführt werden oder wenn ein Verdacht auf einen Rückfall auftaucht.

Namhafte Onkologen plädieren dafür, bei den Nachsorgeuntersuchungen mehr als bisher das körperliche und seelische Wohlergehen des Patienten zu berücksichtigen, also die Lebensqualität. Die Routine soll durch eine individuelle Betreuung ersetzt werden. Manchmal genügt schon ein Gespräch über das Befinden (Anamnese) sowie die Abklärung eventueller Beschwerden und besonderer Risikofaktoren. *Bei Frauen* wäre es die Fahndung nach Rezidiven in der operierten Brust und die Untersuchung der anderen Brust. Werden Behandlungen mit Gegenhormonen durchgeführt, sind gynäkologische Untersuchungen nötig. *Bei Darm- und Magenkrebs* muss die Leber regelmäßig überprüft werden. Hier treten häufig erste Metastasen auf, die sich im Anfangsstadium gut behandeln lassen. Auch *bei Eierstockkrebs* gibt es wirksame Behandlungsmöglichkeiten, wenn Rückfälle früh erkannt werden. Verzichtet werden kann nach Prof. Gallmeier, Nürnberg, auf alles, was keine direkten therapeutischen Konsequenzen hat oder unnötig verängstigt.

In der Nachsorge wird besonders deutlich, wie Ärzte aus der konventionellen und unkonventionellen Medizin aufeinander zugehen und sich um ein gemeinsames Konzept bemühen. Die klinische Medizin hat es mit dem akut kranken Menschen zu tun. Die Therapie muss direkt gegen den Tumor gerichtet sein. In der Nachsorge steht dem Arzt der chronisch kranke Patient gegenüber. Er hat ganz andere Beschwerden und Bedürfnisse. Auf Kongressen ist daher auch immer häufiger die Forderung zu hören, den Hausarzt und komplementäre Therapien mehr in die Nachsorge einzubeziehen. Ob das nun naturheilkundlich »ganzheitliche Medizin« oder schulmedizinisch »integrative Medizin« genannt wird, dürfte letztlich auf dasselbe hinauslaufen. Denn das gemeinsame Ziel kann ja nur sein: Nützlich für den Patienten ist alles, was ihm hilft, besser mit der Krankheit zu leben.

Nützliche Informationen, Adressen und Literatur

Die moderne Medizin gleicht einem großen Verschiebebahnhof. Viele Patienten werden von einem Spezialisten zum anderen weitergeleitet. Um manchen kümmern sich – und in Einzelfällen ist das sicher nötig – ein halbes Dutzend verschiedener Fachärzte. Um eine zusätzliche Immuntherapie zu bekommen, müssen sich viele Patienten neben dem konventionell behandelnden Hausarzt noch einen »sanften Mediziner« aus der Naturheilkunde suchen. Nur gut informierte Patienten können dieses System noch einigermaßen durchschauen und den für sie richtigen Weg finden.

Zusätzlich erschwert wird vielen Betroffenen der Wunsch nach einer guten Behandlung durch die oft überstürzten und widersprüchlichen Sparmaßnahmen im Gesundheitswesen. Denn die setzen häufig gerade dort an, wo der Krebspatient Hilfe sucht. Durch die Begrenzung (Budgetierung) der Ausgaben des Arztes für Heilmittel werden den Patienten komplementäre Behandlungen zunehmend erschwert. Zwar heißt es so schön in den Sonntagsreden auf Kongressen, dass alle Bedürfnisse und Wünsche des Patienten berücksichtigt werden sollen, in der Praxis sieht es dann oft aber ganz anders aus.

In diesem abschließenden Teil des Buches finden Betroffene und Angehörige daher Informationen, Hinweise und Adressen, die es ihnen erleichtern sollen, sich auf dem Gesundheitsmarkt zu orientieren, den guten Spezialisten oder Nachsorgearzt zu finden, sich über die Kosten einer Behandlung zu informieren und ihre Rechte wahrzunehmen.

Die Rechte des Patienten

Der Hartmannbund, der Verband der Ärzte Deutschlands, hat 1995 in einem Grundsatzpapier die Rechte des Patienten formuliert. Wichtige Punkte daraus sind:

- *Der Patient* hat das Recht auf volle Aufklärung über seinen Gesundheitszustand, seine Untersuchungsbefunde und die Risiken einer Be-

handlung. Es müssen ihm auch andere mögliche Therapien genannt werden. Er darf einen zweiten Arzt zu Rate ziehen.
- *Der Patient* hat ein Einsichtsrecht in seine Befunde und sonstige Unterlagen.
- *Der Patient* kann medizinische Maßnahmen ablehnen oder abbrechen. Er darf nicht ohne seine Einwilligung in eine klinische Studie einbezogen werden.
- *Der Patient* darf seinen Therapeuten oder – mit Einschränkungen – auch die Behandlungsklinik frei wählen oder wechseln.

Richtlinien für die Kostenerstattung

Der Rahmen für die Kostenerstattung wird durch das Sozialgesetzbuch V (SGB V), die Arzneimittelkommission der Ärzteschaft sowie den Bundesausschuss der Ärzte und Krankenkassen festgelegt. Dieser Rahmen gilt auch für die Sozialgerichte. Grundprinzip jeder Verordnung: Sie muss *zweckmäßig, notwendig* und *wirtschaftlich* sein.

Von der Arzneimittelkommission wurden Richtlinien für die Verordnung unkonventioneller Mittel aufgestellt. Diese haben auch weitgehend in die Rechtsprechung Eingang gefunden.

1. Die Mittel dürfen nur bei Krankheiten unbekannter Genese verordnet werden. Dazu gehören Krebserkrankungen.
2. Alle Möglichkeiten der konventionellen Medizin sollen ausgeschöpft sein oder im Einzelfall unverträglich, unwirksam bzw. nicht indiziert (geeignet) sein.
3. Die Wirksamkeit muss für möglich gehalten werden. Ein strenger Wirksamkeitsnachweis kann nach einem Urteil des Bundessozialgerichts (BSG) vom 16.9.1997 nicht verlangt werden, wenn die Ursache der Krankheit weitgehend unerforscht ist. Die vorgesehene Therapie soll sich in der Praxis durchgesetzt haben und von einer nennenswerten Zahl von Ärzten angewandt werden. Einschränkend wurde in einem Urteil vom 23. 7. 1998 festgestellt, dass unkonventionelle Therapien nur verordnet und erstattet werden dürfen, wenn sie vom Bundesausschuss geprüft und empfohlen wurden. Die unteren Instanzen der Sozialgerichte halten sich nicht immer daran.

In der Praxis wird die Kostenerstattung sehr unterschiedlich gehandhabt. Einige Kassen sind dabei sehr großzügig, andere legen die Bestimmungen eng aus.

Mistelpräparate gehören zu den »anerkannten besonderen Therapieeinrichtungen«. Bei der Verordnung und Erstattung entstehen selten Schwierigkeiten.

Organpräparate und *Enzyme* sind von der Arzneimittelkommission noch nicht anerkannt. Sie werden daher oft nur zögerlich erstattet. Bei guter Begründung durch den Arzt ist es jedoch möglich.

Vitamine und *Spurenelemente* (meist Selen und Zink) dürfen nur bei besonderen Indikationen verordnet und erstattet werden. Die Krankenkassen verhalten sich bei Krebspatienten unterschiedlich.

Sauerstofftherapien (SMT und HOT) gehören nicht zu den verordnungsfähigen Sachleistungen des Kassenarztes. Die Kosten dürfen von Kassen nicht erstattet werden.

Privatrezepte. Um sich vor Regressen zu schützen und ihr Budget nicht zu überschreiten, verordnen manche Ärzte unkonventionelle Mittel nur auf Privatrezept. Die gesetzlichen Krankenkassen erkennen solche Privatrezepte in der Regel nur an, wenn sie von Kassenärzten (Vertragsärzten) ausgestellt wurden. Es liegt dann bei der Krankenkasse, ob sie diese Verordnung erstattet oder nicht. Der Arzt kann das Rezept durch einen besonderen Vermerk für die Erstattung sperren. Damit kann das Medikament vom Patienten in der Apotheke auf eigene Kosten besorgt werden.

Ein ausführliches Merkblatt zur »Kostenerstattung« ist bei der Gesellschaft für Biologische Krebsabwehr erhältlich (siehe Adressen S. 197).

Kosten biologischer Therapien

Bei der Verordnung unkonventioneller Heilmittel kann es zu Schwierigkeiten bei der Kostenerstattung durch die gesetzlichen und privaten Krankenkassen kommen. Schon aus juristischen Gründen ist es ratsam, die Erstattung vor der Behandlung bei der Kasse zu beantragen. Nachträglich eingereichte Rezepte braucht die Kasse nicht zu erstatten.

Wie teuer die am häufigsten verordneten Mittel bei einer üblichen, etwa einjährigen Behandlung im Durchschnitt sind, zeigt die Tabelle 7 auf der nächsten Seite. Die genannten Preise sind reine Medikamentenkosten. Je nach Fall können sie geringer oder höher ausfallen.

Die Kosten für Sauerstofftherapien und THX-Thymusextrakte dürfen von den Kassen nicht erstattet werden.

Tab. 7: Therapiekosten

Mittel/Präparat (siehe auch »Präparate«)	adjuvante Behandlung zur Rückfallverhütung ca./pro Jahr	verstärkte Behandlung bei Metastasen ca./pro 3 Monate
Mistel	500,– bis 1200,–	1000,– bis 2000,–
Thymus	1200,– bis 1500,–	900,– bis 1800,–
Factor AF2	1000,–	1600,–
Polyerga	2800,–	1800,–
Ney-Tumorin	13000,–	15000,–
Enzyme	1200,–	600,– bis 1700,–
Selen	200,– bis 1000,–	500,– bis 1200,–
Heilverfahren		
Sauerstoff-Therapie (SMT + HOT)	1 Zyklus (18 Anwendungen)	1650,–
Hyperthermie Oberflächen-HT	1 Anwendung	120,–
Regionale Tiefen-HT	1 Anwendung	250,– bis 500,–
Ganzkörper-HT (moderat, bis 40°)	1 Anwendung	300,– bis 400,–
Ganzkörper-HT (extrem, bis 42°)	1 Anwendung	5500,– bis 8000,–
Prostata-HT	komplette Behandlung	3500,–
Impfungen		
ASI, einfach	komplette Behandlung	1200,–
ASI, Kombiseren	komplette Behandlung	8000,– bis 12 000,–
Dendritische Zellen	pro Impfung	5000,–

Die Kosten beziehen sich auf die reinen Medikamentenpreise, sie können je nach Mittel, Dosierung oder Anwendungsdauer nach unten oder oben abweichen.

Adressen, die weiterhelfen

Bei den folgenden Organisationen können Patienten, Angehörige oder Ärzte Auskünfte zu Behandlungsmöglichkeiten, speziellen Therapieeinrichtungen oder sozialrechtlichen Fragen bekommen.

Bundesweite Informationsdienste

Krebsinformationsdienst (KID), Heidelberg
Kostenlose telefonische Auskunft
von 8.00–20.00 Uhr
Tel.: 06221/41 01 21
www.krebsinformation.de

Angebot: Allgemeine Informationen, besondere Therapieverfahren, Spezialisten.

Deutsche Krebshilfe
Thomas-Mann-Str. 40
53111 Bonn
Tel.: 0228/7 29 90 95
www.krebshilfe.de

Angebot: Beratung zu sozialen Fragen, psychosoziale Nachbetreuung, Selbsthilfegruppen, Informationsbroschüren über Behandlung, Vorsorge, Nachsorge.

Krebs-Hotline, Tumorzentrum Freiburg
Tel.: 0761/2 70 60 60
(9.00 bis 16.00 Uhr)
www.krebswegweiser.de

Angebot: Information über Therapieformen, Vermittlung von Adressen von Spezialisten, psychotherapeutischen Einrichtungen und Selbsthilfegruppen.

Gesellschaft für Biologische Krebsabwehr (GfBK)
PF 10 25 49, 69015 Heidelberg
Tel. 06221/13 80 20
sowie bei den Arbeitskreisen
Berlin, Tel.: 030/3 42 50 41;
Chemnitz, Tel.: 03722/9 83 18;
Dresden, Tel.: 0351/8 02 60 83;
Nordrhein, Tel.: 0 21 66/26 51 03;
Hamburg, Tel.: 040/6 40 46 27;
München, Tel.: 089/26 86 90;
Wiesbaden, Tel.: 0611/37 61 98.
www.biokrebs.de

Angebot: Beratung über komplementäre (biologische) Therapien, Nennung von Arzt- und Klinikadressen, Hilfe bei der Kostenerstattung, Informationsbroschüren und Therapie-Informationen.

Selbsthilfegruppen, Nachsorgedienste

Diese örtlich oder regional tätigen Gruppen und Organisationen betreuen Tumorpatienten und informieren über Hilfsmöglichkeiten im jeweiligen Tätigkeitsgebiet. Die hier aufgeführten Bundesverbände nennen die Adressen der örtlichen und regionalen Betreuungsgruppen.

Frauenselbsthilfe nach Krebs
B 6–10/11
68159 Mannheim
Tel.: 0621/24434
www.frauenselbsthilfe.de

Deutsche ILCO (Darmkrebs)
Landshuter Str. 30
85356 Freising
Tel.: 08161/84909
www.ilco.de

Bundesverband der Kehlkopflosen
Obererla 65
45897 Gelsenkirchen
Tel.: 0209/592282
www.fh-niederrhein.de

Magdeburger Krebsliga
Erzbergstr. 22
39104 Magdeburg
Tel.: 0391/551934

Arbeitskreis der Pankreatektomierten
(Bauchspeicheldrüse)
Krefelder Str. 52
41539 Dormagen
Tel.: 02133/4 2329

Bundesverband der Prostataselbsthilfe
44137 Dortmund,
Rittershausstr. 9
Tel: 0231/163783
www.prostatakrebse.de

Deutsche Leukämie-Hilfe
Thomas-Mann-Str. 44a
53111 Bonn
Tel.: 0228/7 299067
(Erwachsene mit Blut- und Systemerkrankungen)

Deutsche Leukämie-Forschung Aktion für krebskranke Kinder
Joachimstr. 20
53113 Bonn
Tel.: 0228/221833
www.leukaemiehilfe.de

Inkontinenzhilfe
Deutsche Ges. für
Friedrich-Ebert-Str. 124
34119 Kassel
Tel.: 0561/780604

Dapo – Deutsche Arbeitsgemeinschaft für psychosoziale Onkologie
Johannisstr. 37
49074 Osnabrück
Tel: 0541/18180
www.dapo-ev.de

Hospiz
(Sterbebegleitung)
Prezer Str. 17, Limburg
Tel.: 06431/25523

Hospiz e.V.
Bundesarbeitsgemeinschaft
Steinweg 54
06110 Halle/Saale
Tel.: 0345/2 031952

Deutsche Schmerzliga
Adenauerallee 18
61440 Oberursel
Tel: 0700/375375375
Schmerztelefon: 06221/422000
www.schmerzselbsthilfe.de

Arbeiterwohlfahrt, Bundesverband
Oppelner Straße 130
53119 Bonn
Tel.: 0228/66850
(viele regionale Betreuungsgruppen)

Deutsches Rotes Kreuz
Friedrich-Ebert-Allee 71
53113 Bonn
Tel.: 0228/5411
(viele regionale Betreuungsgruppen)

Deutscher Caritasverband
Karlstraße 40
79004 Freiburg
Tel.: 0761/2000
(viele regionale Betreuungsgruppen)

Onkologische Ärztegesellschaften

Deutsche Krebsgesellschaft
Hanauer Landstr. 194
60314 Frankfurt/M.
Tel.: 069/630096–0
www.krebsgesellschaft.de
(konventionelle Onkologie)

Angebot: psychosoziale Beratung, Aufklärungsschriften

regionale Beratungsstellen:

Bayerische Krebsgesellschaft
Tumblinger Str. 4
80337 München
Tel.: 089/539524

Gesellschaft zur Bekämpfung der Krebskrankheiten
Kettwiger Str. 6
40233 Düsseldorf
Tel.: 0211/7 33 66 55

Hamburger Krebsgesellschaft
Martinistr. 40
20251 Hamburg
Tel: 040/4604222

Krebsliga Saarland
Mainzer Str. 106
66121 Saarbrücken
Tel.: 0681/65910

Deutsche Gesellschaft für Onkologie (DGO)
Goldenfelsstr. 19–21
50935 Köln
Tel.: 0221/4784514
(komplementäre Onkologie)

Angebot: Beratung für Therapeuten

Allgemeine Fachgesellschaften

Diese Gesellschaften geben Auskunft über Therapien und Therapeuten, nicht immer für Laien.

Anthroposophische Ärzte in Deutschland e.V.; Gesellschaft für
Roggenstr. 82
70794 Filderstadt
Tel.: 0711/7799711

Erfahrungsheilkunde, Ärztegesellschaft für
Fritz-Frey-Str. 21
69121 Heidelberg
Tel.: 06221/40 62 22

Ernährung, Deutsche Gesellschaft für
Im Vogelsgesang 40
60488 Frankfurt
Tel.: 069/9768030

Viele Angebote auch für Laien (Informationsbroschüren)

Erweitertes Heilwesen,
Verein für ein
Joh.-Kepler-Str. 56
75374 Bad Liebenzell
Tel.: 07052/2034

Geistiges Heilen, Dachverband
Im Weißen Falsch 26
49419 Wagenfeld
Tel.: 05774/1394

Homöopathische Ärzte,
Deutscher Zentralverein
Alte Steige
72213 Altensteig
Tel.: 07453/3300

Hyperthermie,
Deutsche Gesellschaft für
Ackerstr. 3
40233 Düsseldorf
Tel.: 0211/353414

Kneipp-Bund
Adolf-Scholz-Allee 6
86825 Bad Wörishofen
Tel.: 08247/30020

Naturheilverfahren,
Zentralverband der Ärzte für
Alfredstr. 3
72250 Freudenstadt
Tel.: 07441/2151

Naturheilverfahren,
Zentrum zur Dokumentation für
Hufelandstr. 56
45147 Essen
Tel.: 0201/745551

Natur und Medizin,
Fördergemeinschaft
für Erfahrungsheilkunde
Am Michaelshof 6
53177 Bonn
Tel.: 0228/352503

Informationen auch für Laien

Psychoonkologie,
Deutsche Arbeitsgemeinschaft (DAPO)
Dorbaumstr. 300
48157 Münster
Tel.: 0215/328–452

Vereinigung der Kassen-
Psychotherapeuten
Riedsaumstr. 4a
67063 Ludwigshafen
Tel.: 0621/637015

(nennt Therapeuten)

Rutengänger,
Fachschaft Deutscher
Sandweg 3
93161 Sinzing-Erlsbrunn
Tel. 09404/8240

Sauerstoff-Mehrschritt-
Therapie, Ärztegesellschaft für
Harburger Ring 10
21073 Hamburg
Tel.: 040/771000

Informationen auch für Laien

Studium des Schmerzes,
Deutsche Gesellschaft zum
II. Physiologisches Institut
der Universität Heidelberg
In Neuenheimer Feld 326
69120 Heidelberg
Tel.: 06221/564050

Informationen auch für Laien

Thymologie und Immun-
therapie, Int. Gesellschaft für
Am Stadtpark 18
38667 Bad Harzburg
Tel.: 05322/6520

Umweltmedizin,
Deutsche Gesellschaft für
Pfarrstr. 3
80538 München
Tel.: 089/21841

Zahnärzte, Bundesverband
naturheilkundlich tätige
Von Groote Str. 30
50968 Köln
Tel.: 0221/3761009

Adressen im Ausland

Österreichische Krebshilfe
Theresiengasse 46
A-1180 Wien
Tel.: 0222/44021922

Österreichische Gesellschaft für Onkologie
Sofienalpenstr. 17
A-1140 Wien
Tel.: 0222/972140
(komplementäre Onkologie)

Natürliches Heilen, Schweizerischer Verband für
Postfach, CH-3004 Bern
Tel.: 031/3 024440

Schweizerische Krebsliga
Monbijoustr. 61
CH-3001 Bern
Tel.: 031/33701212

Verein für Krebsforschung (anthroposophisch)
Kirschweg 9
CH-4144 Arlesheim

Nützliche Adressen im Internet

Allgemeine Infos über Krebs, Behandlung, Diagnose:

www.dkfz.-heidelberg.de/patienten info/index.html
www.ukl.uni-freiburg.de/zentral/tumorzen/homede.html
www.meb.uni-bonn.de/cancernet/deutsch/index.html
www.biokrebs.de

Spezielle Informationen

www.brustkrebs.net
www.breastcancer.net
www.ovarian.org/main.html
www.hirntumor.net/index.html
www.hodenkrebs.de
www.morbus-hodgkin.de
www.prostata.de
www.prostatakrebse.de

Patientenbezogen, Kontaktbörsen

www.inkanet.de
www.mamazone.de
www.selbsthilfeforum.de

Kliniken für komplementäre Behandlung

Diese Zusammenstellung führt Fachkliniken auf, die sich auf die biologische Krebsbehandlung spezialisiert haben. Die Behandlung in diesen Kliniken muss medizinisch begründet und bei den Krankenkassen beantragt werden. Nicht aufgeführt sind die REHA-Kliniken der Bundesversicherungsanstalt (BfA), in denen die so genannte Anschlussheilbehandlung oder eine Rehabilitationskur durchgeführt werden kann. Adressen dieser Kliniken sind in Krankenhäusern, bei Krankenkassen und örtlichen Nachsorgediensten zu erfahren. Die in den folgenden Fachkliniken durchgeführten Therapien basieren auf Angaben der Gesellschaft für Biologische Krebsabwehr.

Zeichenerklärung für mögliche Therapien

Immunmodulation (= Im):
E = Enzyme
F = Fieber
M = Mistel
O = Organpräparate/Peptide
Om = Orthomolekulare Therapie
S = Sauerstoff/Ozon
T = Thymus
Z = Zytokine
Spezielle Therapien (= Sp):
CH = Chemotherapie
G = Galvanotherapie
H = Homöopathie
HTg = Ganzkörperhyperthermie
HTr = Regionale Hyperthermie
HTp = Prostatahyperthermie
L = Lymphdrainage

Reha-Zentrum Lübben,
15907 Lübben,
Postbautenstr. 70,
Tel: 03546/2380

Klinik Graal-Müritz, Fachklinik für biologische Krebstherapie
Lindenweg 16
18181 Graal-Müritz
Tel.: 038206/750
Im: E • F • M • O • Om • S • T • Z
Sp: Ch • L • H

Habichtswald-Klinik, Klinik für Gesundheitsmedizin
Wigandstr. 1
34131 Kassel-Wilhelmshöhe
Tel.: 0561/31080
Im: E • F • M • O • Om • S • T • Z
Sp: Ch • H • Htr • L

Sonnenberg-Klinik, Fachklinik für Onkologie (auch BfA-Kuren)
Hardtstr. 13
37242 Bad Sooden-Allendorf
Tel.: 05652/541
Im: E • F • M • T • Z
Sp: Ch • H • L

Klinik Silvana, Zentrum für Naturheilverfahren
Talsperrenstr. 66A
53881 Euskirchen
Tel: 02255/94020
Im: E • F • M • O • Om • S • T
Sp: H • L

Veramed-Klinik Tannenberg Fachklinik für Tumorleiden
59872 Meschede-Beringhausen
Tel.: 0291/2090
Im: E • F • M • O • Om • S • T
Sp: Ch • G • H • HTg • L

Fachklinik St. Georg
Frowin-von-Hutten-Str. 18
63628 Bad Soden
Tel.: 06056/7320
Im: M • Om • S • T
Sp: L

Vita-Natura-Klinik Klinik für Ganzheitsmedizin
Altschlossstr. 1
66957 Eppenbrunn (Pfalz)
Tel. 06335/921100
Im: E • F • M • O • Om • S • T • Z
Sp: Ch • H

Fachklinik Leonardis für internist. Onkologie, Umweltmedizin
Albstr. 9
70806 Kornwestheim
Tel.: 07154/8120
Im: E • F • M • O • Om • S • T • Z
Sp: Ch • G • HTr • HTp • L

BioMed-Klinik, Klinik für angewandte Immunologie
Tischberger Str. 5–8
76887 Bad Bergzabern
Tel.: 06343/7050
Im: E • F • M • O • Om • S • T • Z
Sp: Ch • G • HTg • HTr • L

Klinik für Tumorbiologie
Breisacher Str. 117
79106 Freiburg
Tel.: 0761/2 0601
Immuntherapien, konventionelle Therapien

Klinik Friedenweiler, Fachklinik für biologische Krebstherapie
Kurhausweg 2
79877 Friedenweiler 2
Tel.: 07651/2080
Im: E • F • M • O • Om • S • T • Z
Sp: Ch • L • H • HTg • HTr

Klinik St. Georg, Fachklinik für Onkologie
Rosenheimer Str. 6
83043 Bad Aibling
Tel.: 08061/3980
Im: • E • F • M • O • Om • S • T • Z
Sp: Ch • G • H • HTg • HTr • HTp

Veramed-Klinik am Wendelstein, Fachklinik für Tumorleiden
Postfach 1153
83094 Brannenburg
Tel.: 08034/3020
Im: E • M • O • Om • S • T • Z
Sp: Ch • H • HTr • L

Hufeland-Klinik für immunbiologische Therapie
Löffelstelzer Str. 1–3
97980 Bad Mergentheim
Tel.: 07931/5360
Im: E • F • M • O • Om • S • T • Z
Sp: Ch • G • H • L

Lukas-Klinik, Spezialklinik für Misteltherapie
Brachmattstr. 19
CH-4144 Arlesheim
Tel.: 0041/61–7013333
Im: F • M
Sp: Ch • L

Asdonk-Kliniken Fachkliniken für Lymphologie und Ödemkrankheiten
Todtmooser Str. 43
79837 St. Blasien, Feldbergklinik
Tel.: 07672/4840
Obere Braminseestr.
16837 Dorf Zechlin, Seeklinik
Tel.: 033923/521

Bezugsadressen für Präparate und Heilmethoden

Schwierigkeiten bei der Verordnung und Kostenerstattung von biologischen Präparaten haben dazu geführt, dass viele Patienten eine Selbstmedikation betreiben. Nach einer Umfrage der Gesellschaft für Biologische Krebsabwehr besorgen sich bis zu einem Drittel der Betroffenen einen Teil ihrer Medikamente selbst. Das geschieht besonders bei Vitaminen, Spurenelementen (Selen) und Enzymen. Nicht wenige geben sich auch selbst Spritzen mit Mistel- oder Organpräparaten.

In der folgenden Präparateliste sind die in der komplementären Medizin gebräuchlichsten Mittel aufgeführt. Für Patienten kann es eine Orientierungshilfe sein und davor schützen, das Geld für unsinnige oder wenig geprüfte Arzneien auszugeben. Ärzte, die noch wenig Erfahrung mit biologischen Mitteln haben, können beim Hersteller zusätzliche Informationen anfordern.

Wichtig: Eine Selbstmedikation sollte immer nur in Absprache mit dem behandelnden Arzt erfolgen. Vor allem Mistel- oder Organpräparate dürfen erst selbst gespritzt werden, nachdem der Arzt die Verträglichkeit festgestellt und die richtige Dosierung ermittelt hat. Jeder Patient sollte auch dem Arzt sagen, was er selbst für sich tut, oder bei einem Arztwechsel oder einer Klinikeinweisung den neuen Arzt darüber informieren, welche Mittel eingenommen werden bzw. wurden.

Mistelpräparate

Bei Mistelpräparaten sind zwei Gruppen zu unterscheiden. Die traditionellen Präparate gehen direkt oder indirekt auf den Anthroposophen Rudolf Steiner zurück. Es handelt sich um Gesamtextrakte aus der Pflanze, die als wässrige bzw. fermentierte Auszüge oder als Presssaft gewonnen werden. Um natürliche, durch unterschiedliche Wachstumsbedingungen entstehende Schwankungen im Wirkstoffgehalt auszugleichen, wurden standardisierte Präparate entwickelt, die auf einen Leitwirkstoff (Lektin) eingestellt sind.

Traditionelle Mistelpräparate

Cefalektin®, Cefak, 87403 Kempten
Helixor®, Helixor-Heilmittel, 72344 Rosenfeld
Iscador®, Weleda, 73525 Schwäbisch-Gmünd
Iscucin®, Wala-Heilmittel, 73087 Bad Boll/Eckwälden
Viscum Abnoba®, Abnoba-Heilmittel, 75177 Pforzheim
Vysorel®, Novipharm, 75181 Pforzheim, in Österreich Isorel®

Standardisierte Mistelpräparate

Eurixor®, medisculab-Arzneimittel, 70734 Fellbach,
Gesamtextrakt mit definiertem Lektingehalt ML 1, standardisiert auf 1 Nanogramm pro Kilo Körpergewicht

Iscador® 5 mg spezial, Weleda, 73525 Schwäbisch-Gmünd,
Gesamtextrakt, eingestellt auf einen Gehalt von 250 Nanogramm Gesamtlektine pro Ampulle

Lektinol®, Madaus AG, 51109 Köln,
wässriger Auszug mit definiertem Lektingehalt

Organpräparate

Organpräparate enthalten unterschiedliche Extrakte aus tierischen Geweben, die für die Funktion des Immunsystems wichtig sind. Dazu gehören die Thymusdrüse, die Milz, das Bindegewebe u. a.

1. Thymusextrakte

Thymuspräparate werden aus den Drüsen junger Kälber gewonnen. Es gibt sie als Gesamtextrakt (THX), als spritzfertige Lösungen in Ampullen oder als Dragees. THX wird speziell für Therapeuten in Labors hergestellt und ist nicht über Apotheken zu beziehen.

Thymoject® (Ampullen), Thymo-Glanduretten® (Dragees), biosyn-Arzneimittel, 70374 Fellbach
Thymophysin® (Ampullen), CytoChemia, 79241 Ihringen
Thym-Uvocal® (Ampullen und Dragees), Strathmann AG, 22459 Hamburg
Thymus-Mucos (Tabletten), Mucos-Pharma, 82538 Geretsried
TP-1-Serono (Ampullen), Serono-Pharma, 85716 Unterschleißheim
Thymus-Wiedemann (Ampullen und Dragees), Wiedemann-Pharma, 82541 Münsing-Ambach
Zellmedin-Thymus 200 (Ampullen und Dragees), Ecopharm, 81476 München
THX gibt es auch unter den Bezeichnungen »TFX«, »Thymex-L«, »Thymosand«.

2. Peptid-Präparate

Peptide sind Eiweißkörper mit speziellen Funktionen, insbesondere auch für die Abwehrleistung. Sie werden aus tierischen Organen gewonnen und deshalb auch als xenogene Peptide bezeichnet (fremder Herkunft).

Factor AF 2® (Ampullen), Milz- und Leberpeptide, biosyn-Arzneimittel, 70734 Fellbach
Polyerga® (Ampullen, Dragees), Glykopeptide, HorVerVit Pharma, 26131 Oldenburg
NeyTumorin® Sol (Ampullen), Lysate aus Thymus, Plazenta u. a., vitOrgan, 73745 Ostfildern

3. Enzyme

Die Eiweiß auflösenden (proteolytischen) Enzyme (Papain, Trypsin, Chymotrypsin) sind pflanzlichen und tierischen Ursprungs.

Bromelain POS®, Tabletten, Ursapharm, 66129 Saarbrücken

Wobe-Mugos® E, Tabletten, Ampullen, Klistiere, Mucos-Pharma, 82538 Geretsried

Vitamine, Spurenelemente
Vitamin A (Retinolpalmitat) für Hochdosis-Therapie:
A-Mulsin®, Emulsion als forte- oder Hochkonzentrat
A-E-Mulsin®, Emulsion als N, forte oder fortissimum, Mucos-Pharma, 82538 Geretsried

Selenpräparate (verordnungsfähig):
Cefasel® Tabletten, Ampullen mit 100 Mikrogramm Natriumselenit, Cefak-Arzneimittel, 87437 Kempten
selenase®, Trinkampulle mit 100 µg Natriumselenit, biosyn, 70734 Fellbach
SELIT®, Tabletten mit 80 µg Natriumselenit, biosyn, 70734 Fellbach
Seltrans®, Trinkampullen mit 60 µg Natriumselenit, Fresenius, 61440 Oberursel

Präparate mit Selenhefe (meist 50 µg) gibt es frei zu kaufen.

Zinkpräparate (verordnungsfähig):
Unizink®, Tabletten mit 50 mg, Köhler-Pharma, 64665 Alsbach
Zinkorotat®, Tabletten mit 40 mg, Ursapharm, 66129 Saarbrücken
Zinkotase®, Tabletten mit 25 mg, biosyn, 70734 Fellbach

Tumorimpfung
Die folgenden Labors stellen den ASI-Impfstoff wie auch Impfseren auf der Basis von dendritischen Zellen her:

Immunologisches Laboratorium Hannover
Lister Damm 2, 30163 Hannover, Tel.: 0511/62 72 91
ASI nach einem modifizierten Verfahren, mit Zytokinen.

Institut für Tumorimmunologie, Dr. Neßelhut
Hinterstr. 53, 37115 Duderstadt, Tel.: 05527/50 89
ASI nach speziellem Verfahren (Membran-Stabilisierung) und Interferon.

Biotechnisches Praxislabor Dr. Ahlert
Langgewann 63, 69121 Heidelberg, Tel.: 06221/43 68 14
ASI mit bakterieller Verstärkung.

vitOrgan-Arzneimittel
Brunnenwiesenstr. 21, 73760 Ostfildern, Tel.: 0711/44 81 20
Einfache ASI nach Prof. Tallberg. Keine dendritischen Zellen.

Bücher zum Weiterlesen

Allgemeines zum Thema Krebs

Higi, M.: Krebs-Lexikon, Wichtige Begriffe der Tumorerkrankungen allgemein verständlich. BLV 1992

Stamatiadis-Smidt, H., Sellschopp, A.: Thema Krebs. Fragen und Antworten. Aus der Arbeit des Krebsinformationsdienstes beim Deutschen Krebsforschungszentrum: Auskünfte zum Thema Krebs. Springer 1993

Vester, F., Henschel, G.: Krebs, fehlgesteuertes Leben. dtv

Der Patienten-Literatur-Dienst Petra Weingärtner, Danziger Str.11, 53575 St. Augustin, Tel.: 02241/202274, Fax: 02241/202360, hat einen umfassenden Katalog mit Büchern für Krebspatienten und deren Angehörige zusammengestellt. Die Bücher können über den Buchhandel oder über diese Adresse direkt bestellt werden.

Behandlungsformen

Beyersdorff, D.: Biologische Wege zur Krebsabwehr. 10. Aufl., Haug 1999

Bopp A.: Die Mistel – Heilpflanze in der Krebstherapie. Rowohlt 1999

Dawson, D.: Krebs bei Frauen. Alles was Sie über Vorsorge, Therapie und Nachsorge wissen müssen. Heyne Ratgeber 1994

Grothey, A.: Krebs und Chemotherapie. Informationen für Patienten und Angehörige. Medpharm 1994

Hanusch, K.-H.: Immuntherapie. Krebsvorsorge durch biologische Heilmethoden. Econ

Irmey, G.: 110 wirksame Behandlungsmöglichkeiten bei Krebs. Haug 2001

Kleine-Gunk, B.: Brustkrebs vorbeugen: So vermeiden Sie Ihr Risiko. Hilfreicher Rat für direkt und indirekt betroffene Frauen. Neue Chancen durch das NCP-Ernährungsprogramm. Alles über wirksame Medikamente. TRIAS 1995

Moss, R.: Fragwürdige Chemotherapie – Entscheidungshilfen für die Krebsbehandlung. Haug 1997

Schmidt, F. W.: Strahlentherapie – was Patienten wissen sollten. Haug 1999

Nebenwirkungen mindern und verhüten. Patienten-Ratgeber der Gesellschaft für Biologische Krebsabwehr. (Die Broschüre ist direkt bei der Gesellschaft erhältlich; Adresse siehe S. 197)

Psyche; Umgang mit der Erkrankung; Lebenshilfe

Begemann, M.: Leben mit Leukämie. Alles über die verschiedenen Krankheitsformen. Wie die moderne Medizin Ihnen hilft. Wie Sie Belastungen bewältigen. TRIAS 2000

Friebel, V.: Die sanfte Kraft der inneren Bilder. Mit Phantasiereisen zu mehr Wohlbefinden. Audio CD. TRIAS 1997

Hirschberg, C.: Gesundwerden aus eigener Kraft. Knaur 1998

Lambley, P.: Psyche und Krebs. Zur Psychosomatik von Krebserkrankungen. Vorbeugen, lindern, heilen. Rowohlt

Leshan, L.: Psychotherapie gegen den Krebs. Über die Bedeutung emotionaler Faktoren bei der Entstehung und Heilung von Krebs. Klett-Cotta 1993

Leshan, L.: Diagnose Krebs, Wendepunkt und Neubeginn. Ein Handbuch für Menschen, die an Krebs leiden, und für ihre Familien, Ärzte und Therapeuten. Klett-Cotta 1993

Markus, M., Hofmann, A.: Krebs, Risikofaktor Seele. Psychische Einflüsse bei der Krebsbewältigung. Ehrenwirth 1996

Ohm, D.: Lachen, lieben – länger leben. Genießen lernen, Lebenssinn finden, Freude und Glück erleben. Selbstheilungskräfte aktivieren. Gesundheitspsychologie im Alltag. TRIAS 1997

Simonton, O.C.: Auf dem Wege der Besserung. Schritte zur körperlichen und spirituellen Heilung. rororo 1995

Simonton, O.C.: Wieder gesund werden. Anleitung zur Aktivierung der Selbstheilungskräfte bei Krebserkrankungen. Rowohlt (auch mit Cassette erhältlich)

Stangl, M. u. A.: Hoffnung auf Heilung. Econ 1986

Tausch, A.: Gespräche gegen die Angst. Rowohlt 1992, TB 8375

Verres, R.: Die Kunst zu leben. Krebsrisiko und Psyche. Serie Piper 1994

Weber, W.: Hoffnung bei Krebs. Der Geist hilft dem Körper. Herbig 1994

Wiesendanger, H.: Geistiges Heilen für eine neue Zeit – vom Wunderheilen zur ganzheitlichen Medizin. Kösel 1999

Ernährung

Bachmann, R.M.: Gesund und schlank durch F.X. Mayr. Wie Sie mit der Milch-Semmel-Kur entschlacken. Noch besser durch Tipps aus der Naturheilkunde. Bessere Darm-Balance in nur 7 Tagen. TRIAS 1999

Biesalski, H.K.: Gesund und bewusst essen bei Krebs. Wie Sie Schutzstoffe nutzen und Ihr Immunsystem stärken. Mit Appetit und Freude essen. 28 köstliche Rezepte aus der Vollwert-Küche. TRIAS 1998

Buchinger, M. (Hrsg.): Heilfasten ist nicht Hungern – und mehr als Abnehmen. Die Buchinger-Methode als natürlicher Weg zu körperlicher und seelischer Gesundheit. TRIAS 1996

Busse, W.: Das ABC der Vitalstoffe. Die 220 Antworten auf Ihre wichtigsten Fragen. Haug 2001

Fischer, E., Kührer, I.: Gesund und gut essen während der Krebstherapie. Mosaik 1996

Juchheim, J.: Immun – ein Ernährungsprogramm. BLV

Koerber, K., Männle, T., Leitzmann, C., Eisinger, M., Watzl, B.: Vollwert-Ernährung. Konzeption einer zeitgemäßen Ernährungsweise. Haug Verlag 1994

Kretschmer, Ch.: Gesunde Ernährung bei Krebs. Haug 1998

Leitzmann, C., Dittrich, U.: Das Immunsystem stärken durch vegetarische Küche. Falken Verlag 1996

Rauch, E.: Die Darmreinigung nach Dr. med. F.X. Mayr. Wie Sie richtig entschlacken, entgiften und entsäuern. Haug 2001

Scholz, H.: Mineralstoffe und Spurenelemente. Wichtige Quellen für unsere Gesundheit. Was sie bewirken, wie wir sie nutzen können, wann sie schaden. TRIAS 1996

Watzl, B., Leitzmann, C.: Bioaktive Substanzen in Lebensmitteln, Hippokrates 1999

Weber, M.: Vollwertküche – leichter Einstieg. Hädecke

Ernährung als Heilhilfe. Patienten-Ratgeber der Gesellschaft für Biologische Krebsabwehr. (Die Broschüre ist direkt bei der Gesellschaft erhältlich, Adresse siehe S. 197).

Entspannungsverfahren

Friebel, V.: Durch Gelassenheit und Ruhe zu neuer Kraft. 7 x 10 Minuten Entspannung für zu Hause und unterwegs. TRIAS Relax CD; TRIAS 1998

Ohm, D.: Stressfrei durch Progressive Relaxation. Mehr Gelassenheit durch Tiefmuskelentspannung nach Jacobson: So nutzen Sie die Erfolgsmethode. TRIAS 1999

Ohm, D.: Stressfrei durch Progressive Relaxation. Mehr Gelassenheit durch Tiefmuskelentspannung nach Jacobson. Relax-CD. TRIAS 1999

Schultz, I.H.: Das Original-Übungsheft für das Autogene Training. Anleitung vom Begründer der Selbstentspannung. TRIAS 2000

Thomas, K.: Das Autogene Training – die CD. Das klassische AT in Originalform, gesprochen von dem Schultz-Schüler Dr. med. Dr. phil. Klaus Thomas; TRIAS 1999

Wilk, D.: So einfach ist Autogenes Training. Wie Sie das klassische Entspannungs-Verfahren leicht erlernen. TRIAS 2000

Wilk, D.: So einfach ist Autogenes Training. Wie Sie das klassische Entspannungs-Verfahren leicht erlernen. Relax- CD. TRIAS 2000

Immunsystem

Geesing, H.: Immun-Training. So stärken Sie Ihre Abwehrkräfte. Herbig 1996

Hilgers, A., Hofmann, I.: Gesund oder krank? Das Immunsystem entscheidet. Springer 1995

Jopp, A.: Risikofaktor Vitaminmangel. Entstehung – Auswirkung – Vermeidung. So stärken Sie Ihr Immunsystem, Ihre Gesundheit, Ihre Leistungsfähigkeit. Haug 2000

Vanderhaeghe, L.: Für immer gesund. Wie Sie in 30 Tagen Ihr Immun-System optimal stärken. Haug 2001

Zänker, K.: Das Immunsystem des Menschen. Bindeglied zwischen Körper und Seele. Beck'sche Reihe. Beck 1996

Schmerz

Bohnhorst, B.: Leben mit chronischem Schmerz. Ursachen, Behandlung, Bewältigung. dtv

Delbrück, H.: Krebsschmerz. Rat und Hilfe für Betroffene und Angehörige. Kohlhammer 1993

Sterben

Hark, H.: Den Tod annehmen. Unser Umgang mit dem Sterben als Chance der Reifung. Kösel 1996

Jander, L.: Gemeinsam gegen die Verzweiflung. Gespräche über das Leben mit Schwerstkranken und Sterbenden. Herder 1993

Kopp, R.: Abschied nehmen. Das Begleiten von Menschen, die dem Tode nahe sind. Handbuch für Seelsorger und Betroffene. Edition Trobisch 1992

Kübler-Ross, E.: Leben, bis wir Abschied nehmen. Kreuz 1990

Neysters, P., Schmitt, K.H.: Denn sie werden getröstet werden. Das Hausbuch zu Leid und Trauer, Sterben und Tod. Kösel 1994

Patienten-Berichte

De Boer, D.: Die neue Lust am Leben – mit Selbstheilungskräften erfolgreich gegen Krebs. Bruckmann 1998

De Boer, D.: Ich lebe und ich liebe – die Geschichte meiner Heilung. Bruckmann 1996

Forbriger, A.: Leben ist, wenn man trotzdem lacht. Diagnose Krebs – wie ich im Internet Hilfe und Hoffnung fand. Heyne 2001

Goldmann-Posch, U.: Der Knoten über meinem Herzen. Brustkrebs darf kein Todesurteil sein: Therapien und andere Hilfen. Blessing 2000

Sanders, E.-M.: Freude! So schön ist das Leben. Nymphenburger 1998

Zeitschrift

Signal. Leben mit Krebs. Haug Verlag, Heidelberg

Verwendete Literatur

Allgemeine Literatur

Augustin M., Hrsg.: Praxisleitfaden Naturheilkunde. Jungjohann-Verlag

Hager, E.D., Hrsg.: Komplementäre Onkologie, Verlag Forum-Medizin 1996

Higi, M.: Krebslexikon, BLV-Verlagsgesellschaft 1992

Neumayer/Halbig, Hrsg.: Das Krebshandbuch, KOHA-Verlag 1995

Wrba, H., Hrsg.: Kombinierte Tumortherapie, Hippokrates, 2. Aufl. 1995

Klinisch-konventionelle Therapien

Abel, Ulrich: Chemotherapie fortgeschrittener Karzinome, Hippokrates, 2. Aufl. 1995

Die blauen Ratgeber, Deutsche Krebshilfe

Jonat, W.: Die adjuvante Therapie des Mammakarzinoms, Educationals. Deutsche Krebsgesellschaft 1996

Leitlinien zur Tumornachsorge. Tumorzentrum Hamburg 1995

Kleeberg, U.R.: Vademecum der Tumortherapie. Pechstein-Verlag 1993

Krebs in Hamburg. Hamburger Krebsgesellschaft 1994

Kaufmann et al.: Vorschläge zur Therapie des metastasierten Mammakarzinoms. Deutsches Ärzteblatt, Heft 33/95

Nebenwirkungen der Krebstherapie – so kann man sie lindern. Hamburger Krebsgesellschaft 1993

Senn, H.J., et al.: Checkliste Onkologie. Thieme-Verlag, 3. Aufl. 1992

Wirth, M.: Diagnostik und Therapie beim Prostatakarzinom, Educationals. Deutsche Krebsgesellschaft 1996

Ergänzende Therapien

Grundlagen der Hyperthermie. Gesundes Leben 6/95

Hyperthermie – Neues Konzept für ein altes Verfahren. Deutsches Ärzteblatt 93/96

Laseranwendung in der Medizin. Deutsches Ärzteblatt 93/96

Kryochirurgie im Aufwind. Frankfurter Allgemeine Zeitung 7/96

Küblböck, J.: Photodynamische Therapie. Internationales Symposium, Innsbruck, Curriculum Oncologicum 01/95

Biologische Therapien

Ahlert, T.: Aktive spezifische Immuntherapie mit Tumorvakzine. Gesundes Leben 1/96

Beuth, J.: Komplementäre Maßnahmen bessern die Lebensqualität. Ärztezeitung Forschung und Praxis 216/96

Beuth, J. et al.: Das Lektin der Mistel als Immunmodulator in der adjuvanten Tumortherapie. Medizinische Klinik 5/93

Beyersdorff, D., Irmey, G.: Die Kostenerstattung biologischer Heilmittel. Erfahrungsheilkunde 2/96

Carl, U.: Hyperbarer Sauerstoff in der Strahlentherapie. Deutsches Ärzteblatt 4/96

Gabius, S., et al.: Mistelpräparate als Immunmodulatoren in der Onkologie. Niedersächsisches Ärzteblatt 5/91

Hager, D.: Komplementärtherapie des nicht kurativ resektablen Pankreaskarzinoms. Deutsche Zeitschrift für Onkologie 5/95

Hager, D.: Unkonventionelle Tumortherapie – aktive Immuntherapie und Biomodulation. Komplementärmedizin. Karger-Verl. 1994

Heiny, B.M., et al.: Das Lektin der Mistel als Immunmodulator. Deutsche Zeitschrift für Onkologie 4/94

Jungi W., Senn H.: Alternative Behandlungsmethoden bei Krebskrankheiten. Gesellschaft zur Bekämpfung der Krebskrankheiten, Düsseldorf

Kiene, H.: Klinische Studien zur Misteltherapie karzinomatöser Erkrankungen. Erfahrungsheilkunde 3a/91

Kolb, H.: Mikrobiologische Therapie. Aus: Lehrbuch der Naturkundeheilverfahren. Hippokrates 1990

Konitzer, M.: Therapeutische Erfahrungen mit hoch dosierter Vicum-album-Gabe bei ZNS-Tumoren. Erfahrungsheilkunde 11/92

Neumeyer, G.: Ergänzende Krebstherapie mit Thymuspeptiden. Erfahrungsheilkunde 2/96

Pulverer, G., et al.: Die Bedeutung der Lektinblockade für die Metastasenprophylaxe. Erfahrungsheilkunde 2/94

Rekombinante Zytokine in der Krebstherapie. Forum Immunologie 7/94

Rokitansky von, O.: Enzymtherapie als prä- und postoperative Adjuvantien, Deutsche Zeitschrift für Onkologie 5/93

Schrauzer, G.N.: Die Selenit-Therapie des Lymphödems. Vortrag Medizinische Woche, Baden-Baden 1994

Siems, W.G., et al.: Therapieoptimierung beim chronischen Lymphödem durch Natriumselenit. Deutsche Zeitschrift für Onkologie 5/94

Therapie-Informationen, Gesellschaft für Biologische Krebsabwehr

Thymuspräparate in der Onkologie. Forum Immunologie 8/94

Tumortherapie mit niedermolekularen Milzpeptiden. Forum Immunologie 1/96

Ernährung, Vitamine, Spurenelemente, Mineralstoffe

Biesalski, H.K.: Vitamine in der Prävention von Krebserkrankungen. Münchner med. Wschr. 18/96

Ernährung als Heilhilfe. Patienten-Ratgeber. Gesellschaft für Biologische Krebsabwehr

evi – Arbeitskreis Ernährung und Vitamin-Information. Frankfurt

Gutzler, F.: Krebsdiät: zwischen Mythen und Fakten. Cancer Care Nr. 7/1996, MMV Medizin Verlag, München

Issing, W.: Behandlung von Larynxleukoplakien mit Retinolpalmitat. Forum Immunologie 6/95

Stähelin H.B.: Ernährung und Krebs. Ernährungsmedizin 1995

Zöller J., et al.: Die Redifferenzierung oraler Präkanzerosen durch die Antioxidantienkombination Beta-Karotin, Alpha-Tocopherol und Ascorbinsäure – eine Möglichkeit der Chemoprävention. Zeitschrift für Onkologie Nr. 2/1996

Thalmann, H.: Zellfit. Herbig-Verlag 1994

Nachsorge, Früherkennung

Kleeberg, U.R.: Krebsfrüherkennung: Von der Wunschvorstellung zu realistischen Ansätzen. Deutsches Ärzteblatt 36/95

Kleeberg, U.R.: Die Tumornachsorge bedarf der Neuorientierung. Zeitschrift für Allgemein-Medizin 71/1995

Uhlenbruck G.: »Sport in der Krebsnachsorge« und »Krebspatienten müssen aktiviert werden«. biosynthesen 1/92

Umdenken in der Nachsorge. Münch. med. Wschr. Nr. 27/1996

Waltz, M.: Leben mit Krebs – Patientenerfahrung mit ambulanter Nachsorge. Brendan-Schmittmann-Stiftung, Köln

Psyche

Schwarz, R.: Die Krebspersönlichkeit, Mythos und klinische Realität. Schattauer-Verlag 1994

Psychoonkologie. Forum Immunologie 4/95

Begriffe aus der Krebsmedizin – kurz erklärt

Adenokarzinome
Krebszellen mit Eigenschaften von Drüsen, die sogar Sekrete und Schleim absondern. Unterart von Karzinomen, vor allem bei denen von Magen, Darm, Gebärmutter, Eierstock und Lunge.

adjuvant
Die Behandlung wird ergänzend durchgeführt, sie soll eine kurative Maßnahme unterstützen sowie erreichte Erfolge absichern und Rückfälle verhüten oder verzögern.

alternativ
Bezeichnung für Heilmethoden, die anstelle anderer Therapien eingesetzt werden oder diese ersetzen können. Von der Schulmedizin oft noch Bezeichnung für alle Therapien, die nicht die volle wissenschaftliche Anerkennung haben, auch wenn diese Mittel nicht alternativ, sondern ergänzend (adjuvant) eingesetzt werden.

Antigene
Substanzen, die zur Bildung von Antikörpern führen und damit das Immunsystem zu einer Abwehrreaktion anregen. Alle Krankheitserreger z.B. tragen auf ihrer Zelloberfläche solche Antigene. Auch andere Fremdstoffe (Schadstoffe) können so als »fremd« eingestuft und bekämpft werden (siehe »Immunsystem und Krebs« S. 32).

Antikörper
Vom Immunsystem gebildete Substanzen, die Antigene erkennen und für die Abwehrzellen markieren können. Antigene können nur durch einen genau dazu passenden Antikörper erkannt werden, so wie es für jedes Schloss nur einen Schlüssel gibt. Für jedes Antigen, mit dem der Mensch in Berührung gekommen ist, gibt es im Körper den passenden Antikörper, also viele Millionen. Treten unbekannte Antigene auf, müssen passende Antikörper erst mühsam gebildet werden. Wird der Körper bei einer Infektion beispielsweise mit Antigenen überflutet, wird der passende Antikörper millionenfach identisch vermehrt (geklont) (siehe »Immunsystem und Krebs« S. 32).

benigne
Gutartig; Geschwülste, die kein Krebs sind.

generalisiert
Bezeichnung für Erkrankungsstadien, bei denen sich der Krebs

durch Metastasen über den ganzen Körper ausgebreitet hat.

Grading
Maß für die Bösartigkeit des Tumors anhand seiner Differenzierung, G_1 (wenig bösartig) bis G_4 (sehr bösartig).

invasiv
Invasives Tumorwachstum liegt vor, wenn die zunächst begrenzte Geschwulst in angrenzendes Gewebe vorgestoßen ist, etwa durch die Darmwand hindurch.

irreversibel
Nicht rückgängig zu machen, etwa bei bleibenden Nebenwirkungen. Reversibel sind vorübergehende Störungen.

Kanzerogene
Sammelbegriff für Stoffe aus der Natur oder der technisch-chemischen Umwelt, die eine Zellentartung begünstigen oder in Einzelfällen auch auslösen können.

Karzinom
Sammelbegriff für Krebsarten verschiedener Herkunft und Bösartigkeit.

komplementär
Bezeichnung für Behandlungen, die sich gegenseitig ergänzen.

kurativ
Mit der Behandlung wird eine Heilung angestrebt.

maligne
Bösartige Wucherungen.

Metastasen
Absiedlung von Krebszellen von einer Primärgeschwulst (siehe dort) in andere, entfernte Körperregionen. Das geschieht über die Blut- oder Lymphbahnen. Bei einzelnen Krebsarten kommt es bevorzugt zu Absiedlungen in bestimmte Organe. So streut Brustkrebs häufig in die Knochen, die Lunge und die Leber; bei Darmkrebs treten vor allem Lebermetastasen auf.

monoklonal
Begriff aus der Genforschung. Monoklonal (aus einem Kern) werden Zellen genannt, die völlig identisch aus einer Ursprungszelle gebildet werden. So geht die Natur z.B. bei der Herstellung von Antikörpern (siehe dort) vor. Gentechniker können das im Labor nachmachen, z.B. bei der Herstellung monoklonaler Antikörper (siehe S. 59) oder beim »Klonen« identischer Abkömmlinge aus einer Eizelle. Auch Krebsgeschwülste sind zunächst monoklonal, alle Zellen entstehen aus einer Ursprungszelle. Erst später bilden sich auch andere bösartige Zell-Linien aus.

Neoplasie
Neubildungen von Gewebe, anderer Begriff für Krebswucherungen.

Onkogene
Damit werden Gene bezeichnet, die direkt oder indirekt mit der Krebsentstehung zu tun haben. Über 60 sind bekannt. Sie sind an der Steuerung des Zellwachstums

beteiligt und können durch Kanzerogene (siehe dort) aktiviert oder so verändert werden, dass sie ihre normale Funktion falsch bzw. nicht erfüllen.

Onkologie
Lehre von den Krebserkrankungen und ihren Ursachen.

palliativ
Die Behandlung soll Beschwerden beseitigen oder lindern. Sie dient einer besseren Lebensqualität.

Plattenepithel
Deckschichten der Haut und Schleimhäute, von denen 80 Prozent aller Karzinome ausgehen.

Präkanzerose
Gewebeveränderungen, die zu Krebs führen oder führen können. Dazu gehören Leukoplakien oder Dysplasien von Schleimhäuten, Polypen im Darm.

Primärgeschwulst
Der zuerst aufgetretene Tumor, von dem die Metastasen ausgegangen sind. Es kommt vor, dass Metastasen auftreten, ohne dass der Ursprungstumor gefunden werden kann.

Progredienz
Größenzunahme des Tumors.

Progression
Das Krebsleiden schreitet fort.

Prognose
Vorhersage über den vermutlichen Verlauf der Erkrankung. Sie ist häufig wenig zuverlässig.

Remission
Begriff für Rückbildungen des Tumors. Eine erreichte Remission sagt nicht immer etwas darüber aus, ob damit eine Lebensverlängerung verbunden ist.

Regression
Der Tumor befindet sich in Rückbildung.

resistent
Die Tumorzellen sprechen auf die Behandlung nicht oder nicht mehr an. Die Geschwulst hat Abwehrmechanismen entwickelt. Es sind Zellen entstanden, die z. B. Zellgifte gleich wieder ausschleusen oder die Zytostatika oder Strahlen gar nicht erst an sich herankommen lassen, etwa indem sie sich »schlafend« stellen. Bei einer längeren Chemotherapie werden fast immer Resistenzen gegen das angewandte Mittel erzeugt.

Rezidiv
Bezeichnung für einen Rückfall, der sowohl am Ursprungsort des Tumors als Lokalrezidiv wie auch als Metastase auftreten kann.

Stadium
Das Krankheitsstadium wird grob nach dem TNM-Schema beurteilt, einer klinischen Klassifizierung von Tumoren nach Größe und Ausbreitung. Dabei bedeutet: T = Tumorgröße (1 – 4); N = Lymphknotenbefall (0 – 3); M= Metastasen (0 oder 1).

Teilremission
Eine »partielle Remission« (PR), die Geschwulst hat sich durch die Behandlung um etwa die Hälfte zurückgebildet.

systemisch
Von »systemisch« wird in Bezug auf Tumorerkrankungen gesprochen, wenn diese den lokalen Bereich überschritten und sich in andere Körperbereiche ausgedehnt haben. Leukämien und Lymphome gelten von Anfang an als systemische Erkrankungen.
Systemisch werden auch Therapien genannt, die nicht nur auf den Krankheitsherd, sondern auf den gesamten Organismus einwirken. Man spricht von »systemischer Chemotherapie«, im Unterschied zu einer regionalen Chemotherapie, bei der nur das erkrankte Organ behandelt wird.

supportiv
Unterstützende Behandlung.

Vollremission
Eine »komplette Remission« (CR), d. h. die Geschwulst ist nicht mehr nachweisbar.

Zweittumor
Damit werden Geschwulstbildungen bezeichnet, die unabhängig von der Ersterkrankung entstehen können, beispielsweise bei Brustkrebs, wenn auch die andere Brust erkrankt oder wenn neben oder nach Brustkrebs auch Darmkrebs auftritt.

Zytostatika
Mittel, die Zellen (griechisch: Zyto) am Wachstum hindern (statisch halten) sollen. Diese Zellgifte werden bei der Chemotherapie eingesetzt. Sie sind chemischen, pflanzlichen und mineralischen Ursprungs.

zytotoxisch
So werden Substanzen bezeichnet, die »toxisch«, also giftig, auf Zellen wirken und diese schädigen oder abtöten.

Stichwortverzeichnis